D1700409

Mit freundlichen Empfehlungen

Thomæ

DR. KARL THOMAE GMBH
Biberach an der Riss

Vagus und Bronchialobstruktion

19. Kolloquium der
Bad Reichenhaller Forschungsanstalt
für Krankheiten der Atmungsorgane
20.–22. Juni 1986

Herausgegeben von W. Petro,
Bad Reichenhall

DUSTRI-VERLAG DR. KARL FEISTLE
MÜNCHEN-DEISENHOFEN

PD Dr. med. W. Petro
Klinik Bad Reichenhall
der LVA Niederbayern/Oberpfalz
Salzburger Straße 9
D-8230 Bad Reichenhall

Gesamtherstellung: Friedrich Pustet, Regensburg
ISBN 3-87185-125-6

Inhalt

VI

Autorenverzeichnis

BAUER, Dr. R.
Boehringer Ingelheim KG, Abteilung Pharmakologie,
D-6507 Ingelheim

BERGMANN, OA Dr. E.-M.
Klinikum der Johann Wolfgang Goethe-Universität,
Abteilung für Pneumologie, Theodor-Stern-Kai 7,
D-6000 Frankfurt/Main 70

BÖHNING, Dr. W.
Karl-Hansen-Klinik für Atemwegserkrankungen und
Allergie, Antoniusstraße 19, D-4792 Bad Lippspringe

DOROW, Priv.-Doz. Dr. P.
Klinikum Charlottenburg der Freien Universität Berlin, Spandauer Damm 130, D-1000 Berlin 19

GONSIOR, Priv.-Doz. Dr. E.
Klinik Kurhessen, Am Haintor 7, D-3437 Bad Sooden-Allendorf

HÖLTMANN, Dr. B.
Medizinische Universitätsklinik, Krankenanstalten
Bergmannsheil, Hunscheidtstraße 1, D-4630 Bochum

JOPPICH, Priv.-Doz. Dr. R.
Kinderkrankenhaus und Kinderkurklinik, Kurfürstenstraße 26, D-8230 Bad Reichenhall

KONIETZKO, Prof. Dr. N.
Abteilung für Innere Medizin und Funktionsdiagnostik, Ruhrlandklinik, Tüschener Weg 40, D-4300 Essen 16

KÜPPERS, Dr. S.
Abteilung für Innere Medizin und Funktionsdiagnostik, Ruhrlandklinik, Tüschener Weg 40, D-4300 Essen 16

MAGNUSSEN, Prof. Dr. H.
Krankenhaus Großhansdorf, Zentrum für Pneumologie und Thoraxchirurgie, Wöhrendamm 80, D-2070 Großhansdorf

MAREK, Dr. W.
Institut für Physiologie, Ruhr-Universität Bochum, Universitätsstraße 150, D-4630 Bochum

MEIER-SYDOW, Prof. Dr. J.
Klinikum der Johann Wolfgang Goethe-Universität, Abteilung für Pneumologie, Theodor-Stern-Kai 7, D-6000 Frankfurt/Main 70

NOLTE, Prof. Dr. D.
Innere Abteilung II, Städtisches Krankenhaus, Riedelstraße 5, D-8230 Bad Reichenhall

PETRO, Priv.-Doz. Dr. W.
Klinik Bad Reichenhall der LVA Niederbayern/Oberpfalz, Salzburger Straße 9, D-8230 Bad Reichenhall

SCHMIDT, Dr. E. W.
Medizinische Universitätsklinik, Krankenanstalten Bergmannsheil, Hunscheidtstraße 1, D-4630 Bochum

SCHÖTT, Dr. D.
Medizinische Universitätsklinik, Krankenanstalten Bergmannsheil, Hunscheidtstraße 1, D-4630 Bochum

SCHULTZE-WERNINGHAUS, Priv.-Doz. Dr. G.
Klinikum der Johann Wolfgang Goethe-Universität, Abteilung für Pneumologie, Theodor-Stern-Kai 7, D-6000 Frankfurt/Main 70

ULMER, Prof. Dr. W. T.
Medizinische Universitätsklinik, Krankenanstalten
Bergmannsheil, Hunscheidtstraße 1, D-4630 Bochum

WALTER, Dr. M.
Medizinische Universitätsklinik, Krankenanstalten
Bergmannsheil, Hunscheidtstraße 1, D-4630 Bochum

WETTENGEL, Prof. Dr. R.
Karl-Hansen-Klinik für Atemwegserkrankungen und
Allergie, Antoniusstraße 19, D-4792 Bad Lippspringe

ZIMMERMANN, Dr. I.
Medizinische Universitätsklinik, Krankenanstalten
Bergmannsheil, Hunscheidtstraße 1, D-4630 Bochum

Einleitung

Therapie der vagal vermittelten Bronchokonstriktion – eine Standortbestimmung

W. Petro

Einleitung

Die Anwendung von Anticholinergika läßt sich mehrere tausend Jahre zurückverfolgen. Es waren vorrangig das Atropin und Alkaloide aus der Gruppe der Daturapflanzen (Stechapfel), später aber auch die Anwendung von Schwarzwurz und Tollkirsche. Seit ca. 300 Jahren läßt sich die Anwendung auf medizinischem Gebiet bei Atemwegserkrankungen [11] belegen, wobei besondere Erfolge bei chronisch-obstruktiver Bronchitis, bei Lungenemphysem, und dies wiederum bei älteren Menschen, beobachtet wurden.

Das in der modernen Medizin anfänglich bei Obstruktionen eingesetzte Atropin zeigt erhebliche systemische Nebenwirkungen und gehört heute in den Bereich der Anästhesie und vorbereitenden Endoskopie.

Die heute bekannte Therapie mit Anticholinergika rückt in dem Maße in den Vordergrund, wie es gelang, die vagal vermittelte Reflexbronchokonstriktion in ihrer Pathophysiologie zu analysieren. Heute verfügen wir über ein relativ breites Wissen der für den Bronchomotorentonus verantwortlichen Mechanismen [23]. Für die Therapie der Atemwegsobstruktion lassen sich die Rezeptoren subsumieren in ein inhibitorisches spasmolytisches System mit den bedeutsamen beta-adrenergen Rezeptoren, den purinergen Rezeptoren, über die die Wirkung der Methylxanthine vermittelt wird, und die Prostaglandinrezeptoren. Daneben besteht das exzitatorische, bronchokonstriktorische System mit cholinergen und histaminergen Rezeptoren sowie Leukotrienrezeptoren.

Eine vorrangige Bedeutung besitzt dabei der Vagus mit dem Überträgerstoff Azetylcholin über den cholinergen Rezeptor. Seine Blockade ist die Grundlage der Behandlung mit Anticholinergika. Hier war es das Ipratropiumbromid, das vor mehreren Jahren eine Wiederbelebung der Anticholinergikatherapie einleitete, wobei der Hauptvorteil in der guten Wirkung und geringen Nebenwirkung bestand. In der Zwischenzeit liegt eine Vielzahl von Untersuchungen zur Therapie mit Anticholinergika, insbesondere mit Ipratropiumbromid, vor [32], wobei im einzelnen die Wirkung beim Asthma bronchiale und seinen Unterformen – dem exogen allergischen Asthma bronchiale, dem exercise-induced-Asthma – und bei der chronisch-obstruktiven Bronchitis untersucht wurden.

Die klinische Wirkung von Anticholinergika bei der chronisch-obstruktiven Bronchitis

Neben dem Ipratropiumbromid, einem Atropinabkömmling, steht heute außerdem das Oxitropiumbromid, das mit dem Scopolamin verwandt ist, als Dosieraerosol zur Verfügung.

Recht früh wurde erkannt, daß Oxitropiumbromid und Ipratropiumbromid einen guten Effekt bei Patienten mit chronisch-obstruktiver Bronchitis besitzen. So führt Oxitropiumbromid ganz besonders bei älteren Bronchitikern (40–69 Jahre) zu einer signifikanten Verbesserung der Obstruktion mit Besserung von Expektoration und Dyspnoe [10, 24]. In einer multizentrischen Untersuchung [7] empfanden 88,1% der Patienten mit chronischer obstruktiver Bronchitis eine Besserung in bezug auf nächtliche Atemnot, Husten und Auswurf. Die Steigerung einer Oxitropiumbromid-Dosierung von 100 µg auf 600 µg [25] erbrachte eine signifikante Besserung von Lungenfunktionsparametern, wobei der objektiv nachweisbare funktionelle Effekt umso besser war, je höher die Dosis. Ungeachtet dieser Dosisabhängigkeit zeigt sich in vielen Arbeiten eine Überlegenheit der Beta-2-Adrenergika [16], wobei sich als deutlicher Trend ergibt, daß Anticholinergika am ehesten dann die Wirkung von Beta-2-Adrenergika erreichen, wenn eine chronisch-obstruktive Bronchitis vorliegt [28]. Dennoch läßt sich sehr häufig ein gewisser Synergismus nachweisen, wenn Anticholinergika und Beta-2-Adrenergika kombiniert werden [6].

Die klinische Wirkung von Anticholinergika beim Asthma bronchiale

Generell wird über ein schlechteres Ansprechen der Anticholinergika auf die Bronchialobstruktion des Asthma bronchiale berichtet [15]. Es zeigt sich hierbei ganz besonders deutlich, daß Beta-2-Adrenergika, und hierbei insbesondere das Fenoterol, den Anticholinergika, und hierbei dem Ipratropiumbromid, überlegen sind [29, 30]. Nur wenige Untersuchungsergebnisse widersprechen diesem Trend. In einer Studie wurde bereits bei 100 μg (≙ 1 Hub) Oxitropiumbromid ein optimaler Wirkspiegel und eine optimale Wirkung in Bezug auf den FEV_1 erzielt, der durch Salbutamol nicht weiter besserbar war [26]. Die Stärke der Anticholinergika beim Asthma bronchiale liegt eindeutig in der Protektion der allergeninduzierten Obstruktion, auch in der Protektion der exercise-induced-Atemwegsobstruktion und der wasserdampfinduzierten Atemwegsobstruktion [5, 28, 36]. Auch hierbei zeigt sich eine Dosisabhängigkeit, wobei höhere Dosen (bis 1 mg) eine bessere Protektion erzielten als niedrigere Dosen. Nur in einzelnen Fällen zeigten sich 0,2 mg Fenoterol effektiver [5]. Die Protektion einer carbacholinduzierten Obstruktion konnte sogar mit einer Steigerung der PD 50% um das Zehnfache nach Oxitropiumbromid belegt werden [4]. Die Ergebnisse münden alle in die

3

Aussage, daß der Therapieerfolg umso besser ist, je mehr die bronchitische Komponente im Vordergrund und je mehr die exogen-allergische Komponente des Asthma bronchiale im Hintergrund steht [31]. Die optimale Protektion ergibt sich bei einer Dosis von 0,1–0,2 mg für Oxitropiumbromid.

Vergleichende Untersuchungen von Anticholinergika und Beta-2-Adrenergika

Der direkte Vergleich verschiedener Präparate ist mit der Problematik unterschiedlicher Methodik bei den Untersuchungen behaftet. Unterschiedliche Patientenkollektive, unterschiedliche Dosierungen und nicht standardisierte Funktionsverfahren erschweren einen Vergleich. Aus den vorhandenen Arbeiten läßt sich herausschälen, daß die Beta-2-Adrenergika aufgrund der übermäßigen Bedeutung der beta-adrenergen Rezeptoren im Rahmen des inhibitorischen Systems die größte Effektivität besitzen. Im praktischen Alltag der Behandlung von Patienten mit Atemwegsobstruktion zeigt sich, daß es zumindest drei Gruppen von Patienten gibt, die unterschiedlich reagieren [16]. Es ist die große Gruppe von Patienten, bei denen Beta-2-Adrenergika besser wirken als Vagolytika, eine Gruppe von Patienten, bei denen Vagolytika den Beta-2-Adrenergika entsprechen und eine Gruppe von Patienten, die eine langsame und langanhaltende vagolytische Wirkung zeigen nach schneller und häufig abgeklungener Beta-2-Adrenergikawirkung.

Interessant erscheint natürlich die vergleichende Wirkung zum Oxitropiumbromid. Es zeigt sich eine Überlegenheit gegenüber Atropin und auch gegenüber Ipratropiumbromid [3] in bezug auf Wirkdauer und Wirkstärke.

Studien ergaben dabei, daß bei chronisch-obstruktiver Bronchitis 0,2 mg Oxitropiumbromid eine vergleichbare Wirkung zeigt wie 0,04 mg Ipratropiumbromid [20]. Dies wurde in weiteren Untersuchungen bestätigt, wobei sich herausstellte, daß Oxitropium eine bessere Wirkung besaß als Ipratropiumbromid, jedoch bei fünffacher Dosis [27]. Die Überlegenheit des Oxitropium liegt in erster Linie in der längeren Wirkdauer, die ab der siebten Stunde zu veranschlagen ist. Hier ist Oxitropiumbromid dem Ipratropiumbromid überlegen. In der sofortigen Wirkung ist jedoch im Vergleich das Fenoterol am besten wirksam [20]. 0,2 mg Fenoterol haben bei der Protektion der wasserdampfinduzierten Obstruktion eine etwas bessere Wirkung als 1,0 mg Oxitropiumbromid [5].

Weitere Unterschiede im Effekt sind durch unterschiedliche Applikation zu erwarten. So läßt sich nachweisen, daß Ipratropium nasal appliziert eine ähnlich gute Wirkung hat wie ein Dosieraerosol, wobei 250 µg nasal 40 µg bronchial appliziert entsprechen [35].

Die chirurgische Vagolyse

Die grundlegenden Arbeiten der Bochumer Arbeitsgruppe [34] erbrachten wesentliche Erkenntnisse über die Unterbrechung der Reflexbronchokonstriktion durch pharmakologische Vagusblockade mittels Novocain-Injektionen. Diese Vorausarbeiten bildeten die Basis für verschiedene Verfahren zur chirurgischen Vagusblockade. Als wesentliche Verfahren sind zu erwähnen die Entfernung des Glomus caroticum [21], die Vagosympathektomie nach Kux [17] und die Durchtrennung des Nervus laryngeus superior [34]. Die Entfernung des Glomus caroticum ist heute obsolet, eine vergleichende Untersuchung von tatsächlichem Eingriff und Scheinoperation brachte keine Unterschiede. Die endoskopische transthorakale Vagosympathektomie nach Kux zeigt eine Besserung der Beschwerden [12] und als wesentliches Ergebnis einen verminderten Steroidbedarf. In gleicher Weise berichteten Patienten nach einseitiger Durchtrennung des Nervus laryngeus superior eine Besserung. Bei differenzierter Betrachtung geben je ein Drittel der Patienten eine Besserung, einen mäßigen Erfolg und einen ausgebliebenen Erfolg an. Von den Befürwortern dieser Behandlungsform wird von vornherein kritisch angemerkt, daß ein Operationserfolg nicht voraussagbar ist und weitere kontrollierte Studien folgen müssen. Die im Schrifttum immer wieder referierten Studien sind inzwischen einer kritischen Betrachtung unterzogen worden, wobei noch einmal darauf hingewiesen wird, daß die Entfernung des Glomus caroticum nicht indiziert ist und für eine weitere objektive Erfolgsbeurteilung der Durchtrennung des Nervus laryngeus superior die Untersuchung von zwei Gruppen, nämlich Operierten und Nichtoperierten im Langzeitverlauf notwendig ist. Es zeigte sich nämlich, daß die Anlage eines Minipneumothorax [22] schon einen nennenswerten Erfolg bei Patienten mit Asthma bronchiale erbrachte. Die Abtrennung von tatsächlicher und Placebowirkung wird noch weitere Arbeiten erfordern.

Nebenwirkung der Anticholinergikatherapie

Die Nebenwirkungen der Anticholinergika sind gering. Dies ist ein entscheidender Vorteil dieser Präparategruppe gegenüber den Beta-2-Adrenergika. Gern wird dieser Vorteil in Therapiekonzepten bei empfindlichen Patienten ausgenutzt. An einer Großstudie mit Oxitropiumbromid [7] zeigten zwar 12% der Patienten Nebenwirkungen, diese bezogen sich jedoch in erster Linie auf ein gewisses Trockenheitsgefühl im Mund und auf einen bitteren Geschmack nach Applikation. Diese Nebenwirkungsqualitäten sind die meist geäußerten [9], wobei dennoch das Phänomen entsteht, daß bei der Anwendung von Anticholinergika Compliance-Probleme entstehen. Diese resultieren häufig aus der Tatsache, daß die Wirkung eines Präparates vom Patienten nach der Nebenwirkung beurteilt wird [16]. Die im Schrifttum immer wieder diskutierte Wirkung auf die Ziliarfrequenz bzw. die mukoziliare Clearance ist mit großer Wahrscheinlichkeit über eine

Änderung der Mucusrheologie erklärbar. Es kommt zu einer Änderung der visko-elastischen Eigenschaften der periziliären und supraziliären Flüssigkeit. Einzelne Untersuchungen konnten eine Verminderung des Sputumvolumens nach Ipratropiumbromid ohne veränderte Viskosität nachweisen [9]. Eine Veränderung der mukoziliaren Klärgeschwindigkeit konnte nicht nachgewiesen werden [8, 19, 24]. Da die mukoziliäre Klärgeschwindigkeit eine direkte Funktion der ziliaren Schlagfrequenz ist, wurde auch hier eine negative Beeinflussung nicht gefunden [2, 14].

Zusammenfassend ist festzustellen, daß Anticholinergika neben Beta-2-Adrenergika und Methylxanthinen eine wesentliche Säule in der Therapie der obstruktiven Atemwegserkrankungen sind. Anticholinergika haben den Vorteil einer optimalen Wirkung bei der chronisch-obstruktiven Bronchitis des älteren Menschen in bezug auf die Spasmolyse und in bezug auf die Protektion des Asthma bronchiale. Die Bronchospasmolyse beim Asthma bronchiale ist offenbar eine Domäne der Beta-2-Adrenergika, die den Anticholinergika überlegen sind.

Ein direkter Präparatevergleich zeigt eine gewisse Überlegenheit von Oxitropiumbromid gegenüber Ipratropiumbromid, insbesondere in bezug auf die Wirkdauer. Generell sind jedoch Beta-2-Adrenergika die potentesten Bronchospasmolytika.

Ein wesentlicher Vorteil der Anticholinergika liegt in ihrer guten Verträglichkeit und Nebenwirkungsarmut.

Chirurgische Wege der Vagolyse zeigen Teilerfolge, bedürfen jedoch weiterer gründlicher Studien.

LITERATUR

[1] *Ashutos H., K. H. Lang:* Comparison between long-term-treatment of chronic bronchitic airway obstruction with Ipratropiumbromide and Metaprotenerol Ann. allergy *53*, 401 (1984).

[2] *Bauer R.:* Pharmakologie der Parasympathikolytika. In: Kaik, G., G. Hitzenberger (Hrsg.): Die medikamentöse Behandlung der Obstruktion. Atemwegserkrankungen. Schnetztor, Konstanz 1979, S. 89.

[3] *Bauer R.:* Zur Pharmakologie des Bronchospasmolytikums Oxitropiumbromid. Arzneim.-Forsch. *35*, 435 (1985).

[4] *Bellia V., S. Cibella, G. Peralte, S. Amoroso, A. Rizzo, G. Bonsignore:* Double-blind evaluation of the protective effect of Oxitropiumbromide against Carbachol-induced bronchoconstriction. In: Schultze-Werninghaus G., J. G. Widdicombe (eds.): Role of anticholinergic drugs. Gedon & Reuss, München 1982, p. 101.

[5] *Bianco S., M. Robuschi, C. Damonte, L. Allegra, M. Pasargiklian:* Prevention of the bronchoconstriction induced by ultrasonic mist of destilled water by Fenoterol and Oxitropiumbromide. In: Schultze-Werninghaus, G., J. G. Widdicombe (eds.): Role of anticholinergic drugs. Gedon & Reuss, München 1982, p. 92–100.

[6] *Chan C. S., I. G. Brown, C. A. Kelly, A. G. Dent, P. V. Zimmerman:* Bronchodilator responses to nebulized Ipratropium and Salbutamol singly and in combination in chronic bronchitis. Br. J. klin. pharmac. *17*, 103 (1984).

[7] *Dogan G., E. Dogan, J. Klar:* Chronisch-obstruktive Atemwegserkrankungen – Therapie mit dem Anticholinergikum Ventilat®. Z. Allg. Med. *60*, 1443 (1984).

[8] *Francis R. A., N. L. Thompson, D. Pavia, R. B. Douglas:* The effect of SCJ 1000 on the mucociliary clearance and lung function of healthy volunteers. Postgrad. med. J. *51*, 110 (1975).

[9] *Ghafouri M. A., K. D. Pathiel, I. Kass:* Sputum changes associated with the use of Ipratropiumbromide. Chest *86*, 367 (1984).

[10] *Göbel P.:* Ventilat® bei 240 Patienten mit chronisch-obstruktiven Bronchitiden – statistische Auswertung einer Langzeitstudie. Therapiewoche *34*, 4823 (1984).

[11] *Gross N. J., M. S. Skorodin:* Anticholinergica, antimuscarinic bronchodilators. Am. Rev. Respir. Dis. *192,* 856 (1984).

[12] *Heering P., P. Satter, D. Schlenkhoff:* Untersuchungen vor und nach transthorakaler Vago-sympathektomie bei chronischen Atemwegsobstruktionen. Atemw. Lungenkrankh. *8,* 406 (1984).

[13] *Heering P. J., I. Zimmermann, W. T. Ulmer:* Die chirurgische Therapie der Atemwegsobstruktion. Med. Klin. *81,* 269 (1986).

[14] *Iravani J.:* Wirkung einiger bronchodilatierenden Substanzen auf die Flimmeraktivität. Int. J. klin. Pharm. *4,* 20 (1972).

[15] *Jolobe O. M. P.:* Asthma versus non-specific reversible airflow-obstruction: Clinical features and responsiveness to anticholinergic drugs. Respiration *45,* 237 (1984).

[16] *Kaik G.:* Bronchospasmolytika und ihre klinische Pharmakologie. Urban & Schwarzenberg, München 1980.

[17] *Kux E.:* Thoraskopische Eingriffe am Nervensystem. Thieme, Stuttgart 1954.

[18] *Kunkel G.:* Pathophysiologie von Vagus und Sympathikuswirkung am Bronchialsystem. In: Nolte D., A. Lichterfeld (Hrsg.): Interaktion von Vagus und Sympathicus. Urban & Schwarzenberg, München 1980, S. 7–13.

[19] *Matthys H., M. Müller, N. Konietzko, W. E. Adam:* Tracheobronchiale clearance studies with and without SCH 1000 using technetium sulfate particles. Postgrad. med. J. *51,* 108 (1975).

[20] *Minette A., M. Marcq:* Ventilatory results and side-effects of aerosols of Oxitropiumbromide, Ipratropiumbromide and Fenoterol in obstructive non-atopic bronchitis. In: Schultze-Werninghaus G., J. G. Widdicombe (eds.): Role of anticholinergic drugs. Gedon & Reuss, München 1982, p. 158–173.

[21] *Nakayama K.:* Surgical removal of the carotide body for bronchial asthma. Dis. chest *40,* 595 (1961).

[22] *Naumann P.:* Bericht über 5 Fälle der Behandlung eines Asthma bronchiale durch intrapleuralen Entspannungspneumothorax. Prax. Klin. Pneumol. *37,* 1137 (1983).

[23] *Nolte D.:* Der Bronchialmuskeltonus. Fortschr. Med. *14,* 619 (1982).

[24] *Pavia D., J. D. M. Bateman, N. F. Sheahan, S. W. Clarke:* Effect of Ipratropiumbromide on mucociliary clearance and

pulmonary function in reversible airways obstruction. Thorax *34*, 501 (1979).

[25] *Peel E. T., G. Anderson:* A dose-response study of Oxitropiumbromide in chronic bronchitis. Thorax *39*, 453 (1984).

[26] *Pounsfort J. C., R. W. Fuller, H. B. Sounders:* A study of reaction of asthmatics on cumulative dose of Oxitropiumbromide. Eur. J. Respir. Dis. *64*, 536 (1983).

[27] *Schmidt E. W., W. Reier:* Die Wirkung der inhalativen anticholinergischen Bronchodilatatoren Oxitropiumbromid und Ipratropiumbromid im Vergleich. Atemw.-Lungenkrankh. *7*, 348 (1985).

[28] *Schultze-Werninghaus G.:* Die Bedeutung der Parasympathikolytika in der Behandlung obstruktiver Lungenerkrankungen. In: Kaik G., G. Hitzenberger (Hrsg.): Die medikamentöse Behandlung der Obstruktion. Atemwegserkrankungen. Schnetztor, Konstanz 1979, S. 95.

[29] *Schultze-Werninghaus G.:* Dosis-Wirkungsuntersuchungen zur Frage der additiven Wirkung eines Beta-2-Sympathikomimetikums und eines Anticholinergikums bei allergischem Asthma bronchiale. Atemwegs- u. Lungenkrankh. *7*, 57 (1981).

[30] *Schultze-Werninghaus G., E. Gonsior, J. Meier-Sydow:* Parasympathikolytika in der Behandlung obstruktiver Atemwegserkrankungen. Dt. Med. Wschr. *104*, 1099 (1979).

[31] *Schultze-Werninghaus G., J. Meier-Sydow:* Anticholinergic agents in allergic airways obstruction in role of anticholinergic drugs. Gedon & Reuss, München 1982, p. 116–126.

[32] *Siemonsson B. G.:* Clinical action of anticholinergic drugs. In: Schultze-Werninghaus G., J. G. Widdicombe (eds.): Role of anticholinergic drugs. Gedon & Reuss, München 1982, p. 176–193.

[33] *Spiro S. G., C. A. Singh, S. E. J. Tolfree, M. R. Partridge, M. D. Short:* Direct labelling of Ipratropiumbromide aerosol and its deposition pattern in normal subjects and patients with chronic bronchitis. Thorax *39*, 432 (1984).

[34] *Ulmer W. T., I. Zimmermann, D. Schlenkhoff:* Einseitige Vagus-Sympathicus-Durchtrennung (Kux-Operation) und einseitige Durchtrennung des Nervus laryngeus cranialis (Bochumer Operation) bei Patienten mit chronischer Atemwegsob-

struktion. In: Bochumer Treff 1981. Gedon & Reuss, München 1982, S. 106–127.

[35] *Ulmer W. T., A. A. Bugalho de Almeida, M. S. Islam, I. Zimmermann:* Lokalisation und Bedeutung bronchodilatatorischer und bronchokonstriktorischer Rezeptoren. In: Bochumer Treff 1984. Gedon & Reuss, München 1984, S. 195.

[36] *Wilson N., C. Dickson, M. Silverman:* Bronchiale responsiveness to hyperventilation in children with asthma: inhibition by Ipratropiumbromide. Thorax *39,* 588 (1984).

Autonomes Nervensystem und Atemwege

D. Nolte

Seit der Erstbeschreibung des autonomen Nervensystems im Bereich von Lungen und Bronchien vor 200 Jahren durch Thomas Bartholinus [2] haben sich die Vorstellungen über die Bedeutung nervaler Mechanismen für die Regulation des Bronchialmuskeltonus mehrfach gewandelt (Übersichten bei [3, 6, 10, 12, 13, 15, 16]). Wir wissen heute, daß der Einfluß des autonomen Nervensystems auf die Weite der Atemwege sicher viel komplizierter ist, als noch vor kurzem angenommen wurde [9]. Die folgende Darstellung konzentriert sich auf die afferenten und efferenten Terminals des autonomen Nervensystems im Bereich der Atemwege, auf die Rolle von Neuropeptiden, insbesondere von vasoaktivem intestinalen Peptid (VIP) und von Substanz P sowie auf die vielfältigen funktionellen Interaktionen zwischen den verschiedenen nervalen, zellulären und humoralen Systemen untereinander.

Afferente Terminals

Auf der afferenten Seite sind im Bereich der Atemwege drei verschiedene Rezeptoren bekannt, deren wichtigste Eigenschaften in Tabelle 1 zusammengefaßt sind [6]:

– Die *Dehnungsrezeptoren* adaptieren langsam und vermitteln den am längsten bekannten *Hering-Breuer-Reflex* [5]. Ihre Stimulation führt über markhaltige Fasern (v = 20 bis 35 m/Sek.) zu einer Hemmung der Inspirationsphase und damit zu einem Atemtyp, den man mit einem »Stöhnen« vergleichen könnte. Darüber hinaus führt ihre Stimulation aber auch zu einer – wenn auch geringen – *Bronchodilatation*.

– Die *Irritanz-Rezeptoren* (»*Irritant receptors*«) adaptieren schnell; ihre Stimulation durch physikalische Reize wie Staub, Kaltluft, Nebel und durch chemische Reize wie SO_2, Azetylcholin, Histamin usw. [10] führt über markhaltige Fasern (v = 20 bis 30 m/Sek.) zu einer starken *Bronchokonstriktion*. Durch Verkürzung der Exspirationsphase entsteht ein Atemtyp, den man als »Seufzeratmung« beschreiben könnte.

– Die *J-Rezeptoren* (»*Juxtacapillary receptors*«) adaptieren ebenfalls schnell. Ihre Stimulation durch die gleichen exogenen Reize wie bei den Irritanz-Rezeptoren oder durch endogene Reize wie Peptide, Leukotriene, Prostaglandine und anderen führt über sehr langsam leitende, *marklose C-Fasern* (v = 0,5 bis 1,5 m/Sek.) ebenfalls zu einer *Bronchokonstriktion*. Da durch Stimulation der J-Rezeptoren sowohl die Inspirations- wie die Exspirationsphase verkürzt wird, entsteht eine Art »Hechelatmung«.

Wie Tabelle 1 zeigt, lassen sich experimentell die einzelnen Rezeptoren zum einen nach der Leitungsgeschwindigkeit ihrer Nervenfasern, zum andern aber auch nach ihrem Adaptationsverhalten und ihrer Blockierbarkeit durch Kälte differenzieren.

Efferente Terminals

Es gibt heute keinen Zweifel mehr daran, daß die glatte Bronchialmuskulatur von efferenten parasympathischen Fasern versorgt wird, deren Neurone sich in den *intramuralen Ganglien* der Atemwege befinden (Übersicht bei [12]). Die im Vagus verlaufenden Nervenfasern sind somit präganglionäre Fasern; sie münden in die intramuralen Ganglien. Hingegen handelt es sich beim Sympathikus um postganglionäre Fasern, die jedoch im Gegensatz zum Parasympathikus nicht direkt die glatte Bronchialmuskulatur versorgen, sondern überwiegend an den Blutgefäßen und an den

Rezeptortyp	Markscheide v, m/Sek.	Blockade Adaptation	Atemtyp Atemwege
Dehnungs-Rezeptor	ja 20–35	7° C langsam	$V_I \downarrow$ »Stöhnen« Dilatation
Irritanz-Rezeptor	ja 20–30	7° C schnell	$V_E \downarrow$ »Seufzen« Konstriktion
J-Rezeptor C-Faser	nein 0,5–1,5	−2° C schnell	$V_I + V_E \downarrow$ »Hecheln« Konstriktion

Schleimdrüsen der Atemwege enden. Wie Abbildung 1 zeigt, können vier efferente autonome Systeme unterschieden werden:

– Der Sympathikus wirkt bronchodilatatorisch – allerdings erst indirekt über das Adrenalin aus dem Nebennierenmark, das man im funktionellen Sinne als

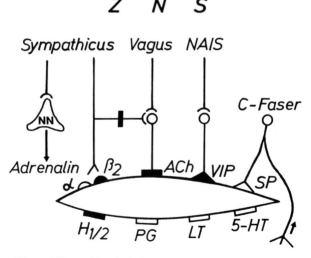

Abb. 1 Efferente Terminals des autonomen Nervensystems im Bereich der glatten Bronchialmuskulatur. Einzelheiten siehe Text.

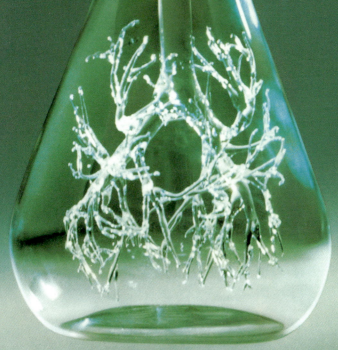

Ergebnis gezielter Atemwegsforschung Thomae

Mucosolvan®

das polyvalente Sekret-Therapeutikum

809-53-NN

Mucosolvan ®

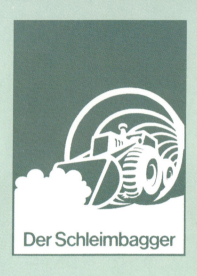

Der Schleimbagger

Zusammensetzung: Ambroxolhydrochlorid. Mucosolvan Ampullen: 1 Ampulle mit 2 ml enthält 15 mg. Mucosolvan Inhalationslösung: 2 ml enthalten 15 mg. Mucosolvan Tropfen: 1 ml (= ca. 25 Tropfen) enthält 7,5 mg. Lösung und Tropfen sind mit 0,0225 % Benzalkoniumchlorid konserviert. Mucosolvan Saft: 5 ml enthalten 15 mg. Der Saft enthält außerdem in 5 ml 1,2 g Sorbit. Der Gesamtgehalt an verwertbaren Kohlenhydraten in 5 ml Saft beträgt 32 kJ (0,15 BE). Mucosolvan Tabletten: 1 Tablette enthält 30 mg. Mucosolvan Retardkapseln: 1 Kapsel enthält 75 mg. **Anwendungsgebiete:** Akute und chronische Atemwegserkrankungen mit gestörter Sekretbildung, insbesondere akute und chronische Bronchitiden, asthmoide Bronchitis, Asthma bronchiale, Bronchiektasien; ferner Laryngitis, Sinusitis und Rhinitis sicca. Mucosolvan Ampullen: Speziell in der Intensivmedizin zur Vermeidung pulmonaler Komplikationen. Außerdem kann Mucosolvan beim Atemnotsyndrom Früh- und Neugeborener als Zusatzmedikation zur Stimulation alveolärer oberflächenaktiver Substanz (Surfactant) eingesetzt werden. **Gegenanzeigen:** In vorklinischen Untersuchungen wurde festgestellt, daß Mucosolvan auch bei hoher Dosierung keine keimschädigenden Eigenschaften besitzt. Trotzdem wird, wie bei allen Arzneimitteln, von der Anwendung während der ersten drei Schwangerschaftsmonate abgeraten. **Nebenwirkungen:** Nach Gabe von Ambroxolhydrochlorid ist in sehr seltenen Fällen über allergische Reaktionen berichtet worden. Einige der betroffenen Patienten waren auch gegen andere Stoffe allergisch.

Tagesdosis: Erwachsene 45 – 90 mg, Kinder 1,2 – 1,6 mg pro kg Körpergewicht. Weitere Informationen siehe Wiss. Prospekt. **Wechselwirkungen mit anderen Mitteln:** Das Zumischen von Mucosolvan-Ampullen zu anderen Injektionslösungen, deren pH-Wert über 6,3 liegt, sollte unterbleiben, da es aufgrund der sauren Eigenschaften der Mucosolvan-Lösung zu einer Trübung oder Ausflockung kommen kann. **Darreichungsformen und Packungsgrößen:** Ampullen: OP mit 10 Stück zu 2 ml DM 24,75. Inhalationslösung: OP mit 100 ml DM 15,95, OP mit 250 ml DM 35,50. Tropfen: OP mit 50 ml DM 8,85, OP mit 100 ml DM 16,20. Saft: OP mit 100 ml DM 7,60, OP mit 250 ml DM 17,65. Tabletten: OP mit 20 Stück (N 1) DM 10,90, OP mit 50 Stück (N 2) DM 25,25, OP mit 100 Stück (N 3) DM 43,40. Retardkapseln: OP mit 10 Stück DM 17,05, OP mit 20 Stück (N 1) DM 30,75, OP mit 50 Stück (N 2) DM 68,50, OP mit 100 Stück (N 3) DM 126,55. Klinikpackungen.

Preisänderung vorbehalten.

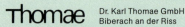

Thomae

Dr. Karl Thomae GmbH
Biberach an der Riss

ein überdimensionales Sympathikus-Ganglion betrachten muß. Der Sympathikus wirkt auf eine zweite Weise auch indirekt bronchodilatatorisch, indem er die bronchokonstriktorisch wirkenden intramuralen Ganglien des Parasympathikus (Nervus vagus) inhibiert.

– Der Parasympathikus (Nervus vagus) wirkt bronchokonstriktorisch via intramurale Ganglien und letztlich via Freisetzung von Azetylcholin aus den efferenten Terminals an der glatten Bronchialmuskelzelle.

– Der Parasympathikus (Nervus vagus) enthält außerdem auch Fasern eines *non-adrenergen inhibitorischen Systems (NAIS)*, das zwar ebenfalls an den intramuralen Ganglien endet, aber postganglionär über Freisetzung von vasoaktivem intestinalem Peptid (VIP) bronchodilatatorisch wirkt [1, 13, 16].

– Die C-Fasern mit ihren J-Rezeptoren können über einen monosynaptischen Axonreflex – das heißt, ohne Reflexumschaltung über das ZNS – Substanz PSP freisetzen und damit bronchokonstriktorisch wirken [1, 4, 7, 8, 11].

Wie Abbildung 1 zeigt, ist die glatte Bronchialmuskulatur außerdem noch mit einer Reihe anderer Rezeptoren ausgestattet, deren Agonisten Mediatoren aus Mastzellen, Makrophagen, Neutrophilen oder Lymphozyten darstellen, z. B. Histamin ($H_{1/2}$), Prostaglandine (PG), Leukotriene (LT) oder 5-Hydroxytryptamin (5-HT) und andere (Abb. 1).

Bedeutung von Neuropeptiden

Aus elektronenmikroskopischen Untersuchungen ist bekannt, daß die Terminals des autonomen Nervensystems im Bereich der Atemwege *neurosekretorische Granula* aufweisen, die sich entweder klein und hell (= Azetylcholin) oder klein und dunkel (= Katecholamine) darstellen. Es gibt darüber hinaus aber auch große und dunkle Granula, die Neuropeptide enthalten. *Neuropeptide* haben im Gegensatz zu den »klassischen« Neurotransmittern Azetylcholin und Katecholamine noch zwei weitere Wirkungen:

– Sie haben eine *Neuromodulatorwirkung*, indem sie unter anderem die Freisetzung »klassischer« Neurotransmitter modulieren. Substanz P fördert beispielsweise die Freisetzung von Azetylcholin aus efferenten Terminals.

– Sie führen zu einer neurogenen Entzündung, indem sie Mediatoren aus Mastzellen freisetzen, die ihrerseits wiederum durch chemotaktische Faktoren andere Entzündungszellen wie neutrophile Granulozyten, Makrophagen und Lymphozyten anlocken und so zum unspezifischen Bild einer Entzündung führen.

Von den für die Atemwege bedeutsamen Neuropeptiden ist vor allem das *vasoaktive intestinale Peptid (VIP)* zu erwähnen, in dem wahrscheinlich der Neurotransmitter des *non-adrenergen inhibitorischen Systems* zu sehen ist [1]. Da dieses Neuropeptid aus 28 Aminosäuren besteht und somit ein relativ hohes Molekulargewicht besitzt, ist es allerdings bisher nicht recht gelungen, durch Inhalation von VIP bei einem Asthmapatienten eine eindeutige Bronchodilatation zu erzeugen. Ebenfalls bronchodilatorisch wirkt das bisher erst beim Schwein nachgewiesene, aus 27 Aminosäuren bestehende *Peptid Histidin-Isoleucin (PHI)* und das am Menschen nachgewiesene *Peptid Histidin-Methionin (PHM)*. *Neuropeptid-Y (NPY)*, das aus 36 Aminosäuren besteht, scheint die Freisetzung von Noradrenalin zu fördern und somit eine Art Noradrenalin-Cotransmitter darzustellen (Übersicht bei [1]).

Bronchokonstriktorisch wirkt vor allem die seit über 50 Jahren bekannte *Substanz P,* die aus nur 11 Aminosäuren besteht (Übersicht bei [4]).

Substanz P gehört zu den *Tachykininen* – Substanzen, die in vitro sehr rasch den Bronchialmuskeltonus erhöhen, bei wiederholter Anwendung aber eine Tachyphylaxie aufweisen. Neben der Substanz P sind die wichtigsten bisher bekannten Tachykinine die Substanz K, das Eledoisin, das Kassinin, das Physalaemin und das Neuromedin K [7].

Funktionelle Interaktionen

Nach den bisherigen Vorstellungen ist vor allem die *vagale Reflexbronchokonstriktion* für die Pathophysiologie der Bronchialobstruktion von großer Bedeutung [9, 15, 16]. Abbildung 2 zeigt den Reflexweg [10]: Exogene oder endogene Reize treffen auf schnell adaptierende Irritanz-Rezeptoren (»Irritant receptors«) und leiten damit einen vago-vagalen Reflex ein. Durch Freisetzung von Azetylcholin an den efferenten Vagus-Terminals kommt es direkt zur Bronchokonstriktion; andererseits stimuliert Azetylcholin in der Nachbarschaft gelegene Irritanz-Rezeptoren aufs neue, wodurch ein Circulus vitiosus unterhalten wird (Abb. 2).

Untersuchungen der letzten Jahre machen es immer wahrscheinlicher, daß wir den *bronchialen J-Rezeptoren* mit ihren langsam leitenden C-Fasern mehr Aufmerksamkeit widmen müssen (Übersicht bei [6]).

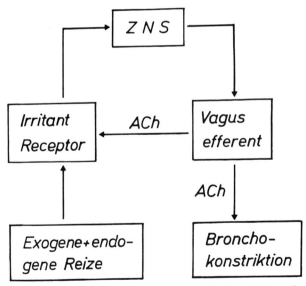

Abb. 2 Schema der »klassischen« vagalen Reflexbronchokonstriktion. ACh = Azetylcholin

Auch ihre Stimulation führt über das ZNS zur vagalen Reflexbronchokonstriktion. Darüberhinaus ist es aber auch möglich, daß ohne das ZNS über den schon erwähnten *monosynaptischen Axonreflex* [1, 4, 8] Substanz P freigesetzt wird, die einerseits direkt bronchokonstriktorisch wirkt, andererseits aber auch aus efferenten Vagus-Terminals sekundär Azetylcholin freisetzt und auch auf diese Weise eine Bronchokonstriktion auslöst. Abbildung 3 macht deutlich, daß in einem solchen Fall eine Vagotomie die Bronchokonstriktion nicht verhindern kann, da sich sämtliche Vorgänge innerhalb der Bronchialwand abspielen.

Abbildung 4 zeigt ein Schema von den teilweise noch hypothetischen Interaktionen zwischen sämtlichen bisher bekannten afferenten und efferenten Terminals des autonomen Nervensystems mit ihren Neurotransmittern und Neuropeptiden. Der inhibitorische Vagus entspricht dem non-adrenergen inhibitorischen System. Sein Neurotransmitter ist mit großer Wahr-

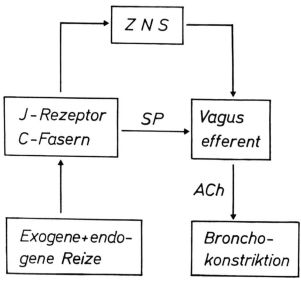

Abb. 3 Schema der durch Substanz P (= SP) ausgelösten Bronchokonstriktion. Einzelheiten siehe Text.

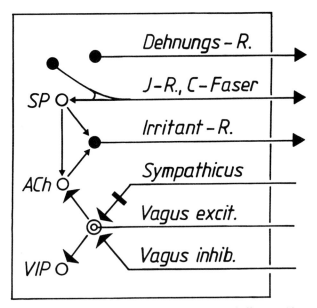

Abb. 4 Interaktionen zwischen den afferenten und efferenten Terminals und ihrer Neurotransmitter innerhalb der Bronchialwand. Einzelheiten siehe Text.

scheinlichkeit das vasoaktive intestinale Peptid (VIP). Der Neurotransmitter des exzitatorischen Vagus ist das seit langem bekannte Azetylcholin. Ob es bereits auf der Ebene der intramuralen Ganglien eigene inhibitorische und eigene exzitatorische Neurone gibt oder ob die Differenzierung erst im postganglionären Bereich zu suchen ist, bleibt im Augenblick noch offen. Das Schema der Abbildung 4 macht noch einmal deutlich, daß der Sympathikus – abgesehen von der Stimulation von Adrenalin aus dem Nebennierenmark – über eine Hemmung des exzitatorischen Vagus im Bereich der intramuralen Ganglien nur indirekt bronchodilatatorisch wirkt. Das Schema zeigt auf der efferenten Seite die vielfältigen und erst teilweise bekannten Interaktionen zwischen den J-Rezeptoren und den Irritanz-Rezeptoren einschließlich der neuromodulierenden Wirkung von Substanz P auf die Azetylcholinfreisetzung.

Einige der in Abbildung 4 angedeuteten Zusammenhänge sind noch unsicher; sie zeigen aber, daß die nervale Regulation des Bronchialmuskeltonus ein überaus kompliziertes Thema ist und daß »autonomes Nervensystem und Atemwege« sicherlich mehr bedeutet als einzig und allein »Nervus vagus«.

LITERATUR

[1] *Barnes P. J.:* Neuropeptides in the airways: functional significance. In: Kay A. B. (ed.): Asthma. Blackwell, Oxford 1986.

[2] *Bartholinus T.:* De pulmonum substantia et motu diatribe. Accedunt Marcelli Malpighii de pulmonibus observatione anatomici. Hafniae, Gödiani, Kopenhagen 1663.

[3] *Boushey H. A.:* Asthma and bronchial hyperreactivity. Possible role of disturbance in autonomic regulation. In: Herzog H., A. P. Perruchoud (eds.): Asthma and Bronchial Hyperreactivity. Karger, Basel 1985.

[4] *Gamse R.:* Physiologie und Pathophysiologie der Substanz P. Arzneim.-Forsch. *34,* 1074–1079 (1984).

[5] *Hering E.:* Die Selbststeuerung der Atmung durch den Nervus vagus. S. Ber. Akad. Wiss. Wien *57,* 672–677 (1868).

[6] *Hahn H.-L.:* Wirkung afferenter und efferenter vagaler Mechanismen auf den Bronchialmuskeltonus. Bochumer Treff, 31. 05.–01. 06. 1985.

[7] *Hua X., J. M. Lundberg, E. Theodorsson-Nordheim, E. Brondin:* Comparison of cardiovascular and bronchoconstrictor effects of substance P, substance K and other tachykinins. Naunyn-Schmiedeberg's Arch. Pharmacol. *328,* 196–201 (1984).

[8] *Lundberg J. M., T. Hökfelt, C.-R. Martling, A. Saria, C. Cuello:* Substance P-immunoreactive sensory nerves in the lower respiratory tract of various mammals including man. Cell Tissue Res. *235,* 251–261 (1984).

[9] *Nadel J. A., P. J. Barnes:* Autonomic regulation of the airways. Ann. Rev. Med. *35,* 451–467 (1984).

[10] *Nolte D.:* Asthma. 2. Aufl. Urban und Schwarzenberg, München 1984.

[11] *Polak J. M., S. R. Bloom:* Regulatory peptides in the respiratory tract of man and other animals. Exp. Lung Res. *3*, 313–328 (1982).

[12] *Richardson J. B.:* Nerve supply to the lungs. State of the art. Amer. Rev. respir. Dis. *119*, 785–802 (1979).

[13] *Richardson J. B.:* Nonadrenergic inhibitory innervation of the lung. Lung *159*, 315–322 (1981).

[14] *Said S. I., V. Mutt:* Long acting vasodilator peptide from lung tissue. Nature *224*, 699 (1969).

[15] *Ulmer W. T., I. Zimmermann, B. Höltmann:* Bedeutung des Nervus vagus bei der Bronchialobstruktion. In: Petro W. (Hrsg.): Vagus und Bronchialobstruktion. Dustri-Verlag, München-Deisenhofen 1986.

[16] *Widdicombe J.:* Control of normal airways smooth muscle. In: Nadel J. (ed.): Int. Conf. on Bronchial Hyperreactivity. Medicine Publ. Found., Oxford 1982.

Die Bedeutung des Nervus vagus bei der Bronchialobstruktion

W. T. Ulmer, I. Zimmermann, B. Höltmann,
W. Marek und E. W. Schmidt

Eine größere Zahl von Arbeiten zeigte, daß der Nervus vagus für die Regulation des Bronchomotortonus von entscheidender Bedeutung ist [1, 4, 6, 7, 9, 10, 11].

Die Blockade des Nervus vagus verhindert die sowohl durch Azetylcholin als auch durch Histamin, Prostaglandin $F_{2\alpha}$ oder Allergene auslösbare Bronchokonstriktion. Dies konnte von unserer Arbeitsgruppe an Ratten, Kaninchen, Hunden, Schafen und Meerschweinchen gezeigt werden. Gold und Mitarbeiter [2] konnten dies in gleicher Art auch an Rhesusaffen zeigen (Abb. 1).

Diese Versuche gründeten die Vorstellung der »Reflexbronchokonstriktion«, wobei aber der genaue Verlauf des Reflexbogens nicht bekannt war. Da im Nervus vagus auch sensorische Nerven laufen, sollte die Durchtrennung des sensorischen Anteils des Reflexbogens ebenfalls helfen, die Reflexbronchokonstriktion auszuschalten. Wir durchtrennten in einer Versuchsreihe die Nervi laryngici craniale, hypoglossi und glossopharyngei, die vorwiegend sensorische Funktionen im oberen Teil des Tracheobronchialbaumes ausüben. Auch hierdurch konnte eine wesentliche Reduktion der Reagibilität der Bronchien erreicht werden, wie z. B. bei gegen Ascaris suum-Extrakt allergischen Hunden (Abb. 2).

Diese Ergebnisse führten zur Bochumer Operation mit der Durchtrennung des Nervus laryngeus cranialis [8] mit häufig positiven Ergebnissen, die aber eben nur partiell sind und auch nur so sein können [3], worauf noch einzugehen sein wird.

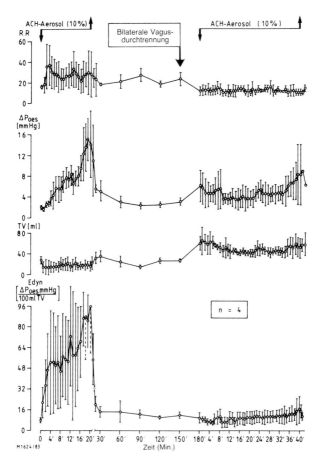

Abb. 1 Mittelwerte von E_{dyn} als Maß des Strömungswiderstandes in den Atemwegen, Atemtiefe (TV), atemsynchrone = ösophageale Druckdifferenz ($\Delta\ P_{oes}$) und Atemfrequenz (RR) von unten nach oben unter Azetylcholinaerosol-Inhalation vor und nach bilateraler Vagusdurchtrennung bei Katzen (nach [15]).

Der Vagusnerv versorgt offensichtlich ein Syncytium im Tracheobronchialbaum. So bringt auch eine lokale zirkumferente Durchtrennung dieses Syncytiums eine signifikante Reduktion der durch Azetylcholin auslösbaren Bronchokonstriktion (Abb. 3) [14].

23

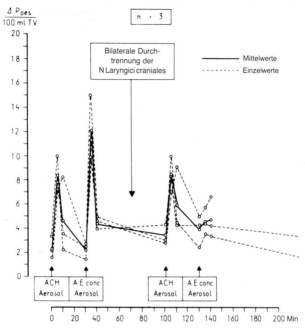

Abb. 2 Mittel- und Einzelwerte von E_{dyn} (Maß für Strömungswiderstand in den Atemwegen) vor und nach Durchtrennung der Nn. laryngici craniales unter Azetylcholin- (ACH) und Ascaris suum-Extrakt- (AE) Aerosol-Inhalation.

So wie Eingriffe in dieses vaguskontrollierte Syncytium die Bronchokonstriktion verhüten können, so ist auch durch lokale Eingriffe von der Bronchialmukosa aus eine Bronchokonstriktion oder auch eine Empfindlichkeitssteigerung des Bronchialsystems auslösbar (Abb. 4) [5, 12, 13].

Zu diesen Versuchen ist aber zu sagen, daß bislang nicht klar ist, welche Mediatoren für diese sich über den gesamten Bronchialbaum ausbreitenden Effekte verantwortlich sind. Histamin oder ACH zeigen keine vergleichbaren Ergebnisse, wie sie lokal durch Allergene hervorgerufen werden können.

Daß lokale Reize aber das gesamte Bronchialsystem überempfindlich machen können, zeigen Versu-

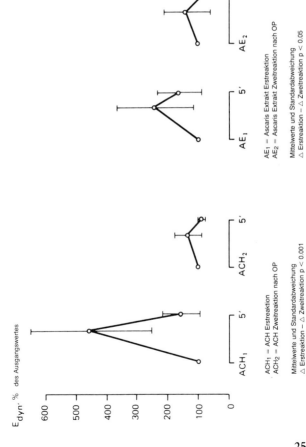

E_{dyn}, % des Ausgangswertes

600

500

400

300

200

100

0

ACH$_1$ 5' ACH$_2$ 5'

ACH$_1$ = ACH Erstreaktion
ACH$_2$ = ACH Zweitreaktion nach OP

Mittelwerte und Standardabweichung
$\triangle$ Erstreaktion − $\triangle$ Zweitreaktion $p < 0.001$

AE$_1$ 5' AE$_2$ 5'

AE$_1$ = Ascaris Extrakt Erstreaktion
AE$_2$ = Ascaris Extrakt Zweitreaktion nach OP

Mittelwerte und Standardabweichung
$\triangle$ Erstreaktion − $\triangle$ Zweitreaktion $p < 0.05$

Abb. 3 Mittelwerte von E_{dyn} (% des Ausgangswertes) unter ACH (links) bzw. AE-Aerosol-Exposition (rechts) vor und nach zirkumferentialer Durchtrennung der Trachea (n = 9 Hunde).

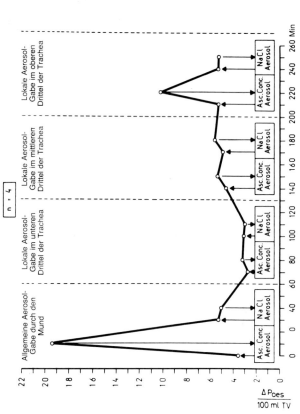

Abb. 4 Mittelwerte von E_{dyn} (als Maß der Strömungswiderstände in den Atemwegen) während der Belegung des gesamten Bronchialbaumes bzw. von nur sehr begrenzten Bezirken von 1 cm Durchmesser mit Allergenen (AE) im unteren, mittleren und oberen Drittel der Trachea. Als Kontrolle wurde NaCl-Lösung gegeben.

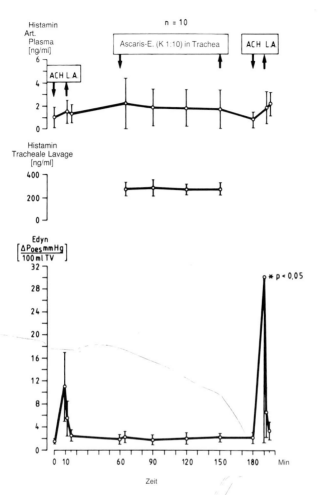

Abb. 5 Mittelwerte von E_{dyn} (als Maß der Strömungswiderstände in den Atemwegen), der Histaminkonzentration in der Ascaris-Lösung nach Einbringung in den begrenzten Bereich der Trachea und Histaminkonzentration im arteriellen Plasma (von unten nach oben) unter ACH-Aerosol-Belegung des Bronchialbaumes vor und nach lokalem Einbringen des Allergens in den begrenzten Trachealbereich: es kommt zur unspezifischen (signifikanten) Überempfindlichkeit des gesamten Bronchialbaumes.

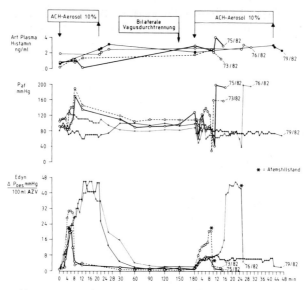

Abb. 6 Histaminkonzentration im arteriellen Plasma, Druck in der A. femoralis (Paf) und E_{dyn} (von oben) während ACH-Aerosol-Belegung der Atemwege vor und nach Durchtrennung der Nn. vagi: Zwei Tiere zeigten nach 2 bzw. 12 Minuten der Reexposition eine erneute, sehr starke Zunahme der Strömungswiderstände in den Atemwegen.

che mit lokaler Reizung der Bronchialschleimhaut in der Trachea mit Allergenen wie mit Histamin (Abb. 5) [13].

Somit ist anzunehmen, daß über dasselbe vagus-kontrollierte Syncytium auch die unspezifische Über-empfindlichkeit des Bronchialsystems abläuft.

Leider kann aber trotz Vagusdurchtrennung, dann allerdings verzögert und mit höheren Dosen durch Allergene wie durch ACH, eine erhebliche Bronchokonstriktion noch ausgelöst werden (Abb. 6).

Somit müssen wir auf einen cholinergisch kontrollierten Anteil der Atemwegsobstruktion und einen nicht cholinergisch kontrollierten schließen. Beide können prinzipiell von gleichen Mediatoren angeregt werden.

Diese Ergebnisse finden ihre Bestätigung auch durch entsprechende Untersuchungen beim Menschen neben den Erfahrungen, die mit der operativen Behandlung der Atemwegsobstruktion gewonnen wurden.

Durch Anticholinergika, z. B. 0,125 mg Ipratropiumbromid, läßt sich der cholinergische Anteil einer Atemwegsobstruktion vollständig ausschalten. Eine weitere Dosiserhöhung bewirkt keine weitere Bronchodilatation. Bei manchen Patienten mit obstruktiver Atemwegserkrankung erreicht Ipratropiumbromid ei-

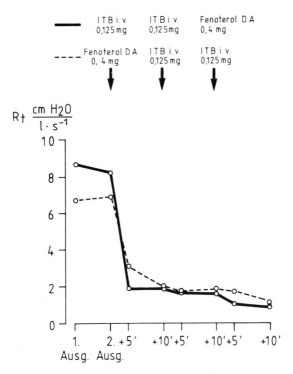

Abb. 7 Abnahme der Strömungswiderstände in den Atemwegen (R_t) nach Ipratropiumbromid (0,125 mg), zweimal i. v. im Abstand von 15 Minuten gegeben, gefolgt von Fenoterol 0,4 mg Dosier-Aerosol bzw. in umgekehrter Reihenfolge beginnend mit Fenoterol Dosier-Aerosol (0,4 mg).

ne komplette Remission der Obstruktion. Der Effekt der Anticholinergika ist dann so gut wie der von Beta$_2$-Sympathikomimetika (Abb. 7).

Zu anderen Zeiten oder auch bei anderen Patienten kann aber auch beobachtet werden, daß Ipratropiumbromid keine oder nur eine geringe Bronchodilatation bewirkt, obwohl Beta$_2$-Sympathikomimetika einen sehr guten Effekt bringen. Wahrscheinlich bestehen hier tagesunterschiedliche Reaktionsmuster, die aber nicht prinzipiell unterschiedlich sind. Die Tagesform entscheidet.

Abbildung 8 zeigt *einen* Tagesverlauf, an dem die optimale Bronchodilatation an einem Versuchstag nur in der Kombination von Beta$_2$-Sympathikomimetikum (Fenoterol®) und Ipratropiumbromid erreicht wurde, während an einem anderen Tag die optimal mögliche Bronchodilatation schon mit Fenoterol-Dosier-Aerosol (0,4 mg) erzielt werden konnte (Abb. 8).

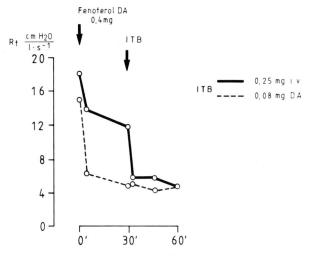

Abb. 8 Abnahme der Strömungswiderstände in den Atemwegen (R_t) nach Fenoterol-Dosier-Aerosol, welches an einem Versuchstag vor 0,25 mg Ipratropiumbromid i.v. gegeben wurde. Am 2. Versuchstag wurde nach Fenoterol-Dosier-Aerosol Ipratropiumbromid, ebenfalls als Dosier-Aerosol (0,08 mg), verabreicht.

Wir können folgern, daß sich die Atemwegsobstruktion aus drei Komponenten zusammensetzt:
  – Irreversibler (anatomisch fixierter) Anteil,
  – funktioneller, anticholinergisch beherrschbarer, vagusvermittelter Anteil,
  – funktioneller adrenergisch beherrschbarer Anteil (Abb. 9).

R↑: Reversibler und irreversibler Anteil unter Ipratropiumbromid bzw. Fenoterol

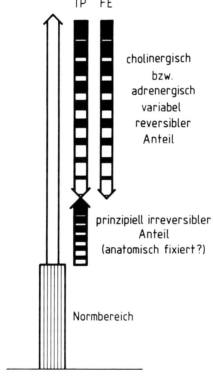

IP FE

cholinergisch
bzw.
adrenergisch
variabel
reversibler
Anteil

prinzipiell irreversibler
Anteil
(anatomisch fixiert?)

Normbereich

Abb. 9 Verschiedene Anteile der Atemwegsobstruktion bei obstruktiver Atemwegserkrankung: Irreversibler (anatomisch fixierter), anticholinergisch beherrschbarer und adrenergisch beherrschbarer Anteil.

Der irreversible Anteil kann vollständig fehlen oder auch einen relativ großen Anteil der Funktionseinbuße bei der obstruktiven Atemwegserkrankung ausmachen. Der anticholinergisch zu beherrschende Anteil schwankt relativ stark in Abhängigkeit von der Tagesform. Offensichtlich ist auch der anticholinergische Anteil weitgehend durch Adrenergika mit zu beherrschen, wenn dies auch nicht immer vollständig gelingt.

Zusammenfassung

Bei jeder obstruktiven Atemwegserkrankung spielt die Vagusaktivität eine entscheidende, wenn auch nicht immer konstante Rolle. Wahrscheinlich kontrolliert der Nervus vagus über ein intramuköses Syncytium den Bronchialmuskeltonus. Dieses Syncytium ist ebenfalls direkt von den Atemwegen her zu stimulieren.

Neben einem nicht immer vorhandenen (pathologisch anatomisch fixierten) irreversiblen Anteil einer Atemwegsobstruktion läßt sich ein anticholinergisch und ein adrenergisch zu beherrschender Anteil unterscheiden. Die Wirkung der Adrenergika ist im allgemeinen effektiver, wobei nicht immer der cholinergische Anteil mitabgedeckt wird.

LITERATUR

[1] *DeKock M. A., J. A. Nadel, S. Zwi, H. J. H. Colebatch, C. R. Olsen:* New method for perfusing bronchial arteries: histamine bronchoconstriction and apnea. J. appl. Physiol. *21,* 185 (1966).

[2] *Gold W. M., G. F. Kessler, D. Y. C. Yu:* Role of vagus nerves in experimental asthma in allergic dogs. J. appl. Physiol. *33,* 719–725 (1972).

[3] *Heering P., M. Knauf, H. Strosche, W. T. Ulmer:* Operative Asthmabehandlung: einseitige Durchtrennung des Nervus la-

ryngicus cranialis (Bochumer Operation). Inn. Med. *11*, 155–161 (1984).

[4] *Nadel J. A.:* Asthma und Hyperreaktivität der Atemwege. In: Bochumer Treff. Gedon & Reuss, München 1982, S. 16.

[5] *Peskar B. A., I. Zimmermann, W. T. Ulmer:* Local release of histamine, Prostaglandine $F_{2\alpha}$ and Thromboxane B_2 into the tracheal lumen and its influence on airways reactivity. Klin. Wschr. *62*, 315–322 (1984).

[6] *Simonsson B. G., F. M. Jacobs, J. A. Nadel:* Role of autonomic nervous system and the cough reflex in the increased responsiveness of airways in patients with obstructive airway disease. J. Clin. Invest. *46*, 1812–1818 (1967).

[7] *Ulmer W. T., M. S. Islam:* Die Acetylcholinempfindlichkeit des Bronchialbaumes. Respiration *31*, 137 (1974).

[8] *Ulmer W. T., M. S. Islam, I. Zimmermann:* Operative Behandlung des Asthma bronchiale: tierexperimentelle Grundlagen. In: Bochumer Treff. Gedon & Reuss, München 1981, S. 64.

[9] *Ulmer W. T., M. S. Islam, I. Zimmermann, A. A. Bugalho de Almeida:* Welche Rolle spielt der Nervus vagus? In: Bochumer Treff. Gedon & Reuss, München (im Druck).

[10] *Widdicombe J. G.:* Reflex control of airway smooth muscle. Postgrad. Med. *51*, 36 (1975).

[11] *Zimmermann I., W. T. Ulmer:* Antigeninduzierte Atemwegsobstruktion und Empfindlichkeitssteigerung der Bronchomotorik. Respiration *34*, 141–151 (1977).

[12] *Zimmermann I., W. Walkenhorst, W. T. Ulmer:* The location of sensoric bronchoconstricting receptors in the upper airways. Respiration *38*, 1–11 (1979).

[13] *Zimmermann I., A. A. Bugalho de Almeida, W. T. Ulmer, S. H. Park:* Histamine release into tracheal lumen and bronchial reactivity. I. Effect of local allergen administration on histamine release and bronchial reactivity. Res. Exp. Med. *182*, 153–166 (1983).

[14] *Zimmermann I., W. T. Ulmer:* Influence of a minimal surgical transection around the trachea on bronchoconstriction in cats. Respiration *46*, 76–81 (1984).

[15] *Zimmermann I., W. T. Ulmer:* The role of vagus nerve on histamine- and acetylcholin-induced bronchoconstriction (experiments on cats). Res. Exp. Med. *186*, 29–34 (1986).

Diskussion

Petro: Herzlichen Dank, Herr Professor Ulmer. Die »black box« des ersten Vortrages ist eine »open box« geworden. Wie Sie uns dann aber im zweiten Drittel Ihres Vortrages sagten, doch gar nicht so »open«. Dann war es schon wieder komplizierter. Sie haben aber den Bogen gespannt zur praktischen Therapie, und ich bitte, diese beiden Vorträge zu diskutieren und Fragen zu stellen.

Kehler: Lieber Herr Ulmer, lieber Herr Nolte, meine Damen und Herren! In der Medizin kommt alles wieder: In den dreißiger, vierziger, fünfziger Jahren wußte z. B. jeder, daß es eine instabile, vagalvasospastische Ruhe-Angina (pectoris) gibt und eine stabile koronar-sklerotische Belastungsangina. Und dann kam der Pathologe Büchner aus Freiburg und sagte, das sei Unsinn: Es gibt keine Koronarspasmen, es gibt nur sklerotische Koronarstenosen.

Und tatsächlich, der Zeitgeist hat die Koronarspasmen aus der kardiologischen Literatur der sechziger und siebziger Jahre hinausgefegt, bis sie dann von Prinzmetal wieder importiert worden sind. Inzwischen haben diese Koronarspasmen dem ebenfalls Freiburger, diesmal aber Physiologen, nämlich Fleckenstein, schon viel verdienten therapeutischen Ruhm eingefahren, der sich jetzt auch auf das Asthma auszudehnen scheint.

Und damit sind wir beim Thema: Vagale Bronchospasmen hat Trendelenburg 1912 experimentell erzeugt und von Jagic hat gewußt, daß man diese mit Adrenalin lösen kann. Heute geht uns der Begriff der vagalen Reflexbronchokonstriktion besonders leicht über die Lippen. Aber Siegel hat das Asthma schon 1912 als Reflexneurose des Vagus definiert. Wo ist da eigentlich der säkulare Erkenntnisfortschritt? Gewiß: Szentivanyi, Barnes und andere haben uns viel tiefer in die biochemische Rezeptorologie und in die Feinanalytik der Bronchokonstriktion blicken lassen. Aber haben sie uns auch etwas grundlegend Neues gelehrt?

Denn es ist doch egal, ob der Vagus am Bronchialsystem absolut überwiegt, oder dank defekter Beta-2-Rezeptoren nur relativ. Er prävaliert auf jeden Fall.

Wenn wir aber aus der vegetativen Begleitmusik des Asthmaanfalls den sympathikoadrenergen Akkord heraushören, der zum cholinergisch-vagalen Kontrapunkt an den Atemwegen erklingt – und diesen Kontrapunkt dann zum Verstummen bringt, dann sollten wir auch daran denken, wie souverän unsere Väter auf diesem Instrument gespielt haben. Ich denke da an Schottmüller's Hyperpyrexie mit fiebererzeugenden Vakzinen 1922, an Glaser's intramuskuläre Milchinjektionen 1924, an Besancon-Jacquelin's therapeutische Isolationstraumen 1931 und an vieles andere.

Im vegetativen Kollisionsfall zwischen (Fieber-)Sympathikotonie und (Asthma-)Vagotonie obsiegt in aller Regel der phylogenetisch jüngere Sympathikus. Und diesem Prinzip huldigen wir auch heute noch, wenn wir das Asthma mit Beta-2-Adrenergika, mit Parasympathikolytika und Theophyllinen therapieren. Es kommt eben alles wieder, gewiß etwas differenzierter, fokussierter, sicher auch moderater; aber in der Substanz unverändert.

PETRO: Herzlichen Dank für diesen Kommentar oder dieses dritte »paper«, das Sie hier eingeschoben haben. Herr Professor Ulmer, Herr Professor Nolte, jetzt retten Sie die deutsche Forschung.

ULMER: Ich will eigentlich nicht retten, ich will eigentlich nur das betonen, was ich anfänglich gesagt habe. Wenn ich das so höre, vegetativer Kollisionsfall, dann ist das gerade das, was mich immer so aufgeregt hat, daß man das nicht aufhellen kann, daß das nur Worte waren, die sich jemand aus guter klinischer Beobachtung ausgedacht hat. Aber das war eben zu beweisen. Wie weit ist das nun wirklich sauber zu zeigen, was da für Perspektiven sind? Ich habe ja gesagt, daß vor hundert Jahren das Wort der Reflex-bronchokonstriktion in der Literatur auftauchte, aber ich muß Ihnen sagen, daß ich da mit Herrn Giese, der Ihnen sicher als Experte noch bekannt ist, oft diskutierte. Wie ist das möglich, Bronchodilatation mit β-2-Sympathomimetika, innerhalb von 20 Sekunden, geht das?

Das müssen alles Bronchospasmen sein und die Pathologen haben uns damals immer Verschlußmechanismen gezeigt, mit Ventilen, die da so zugehen. Dann hat Giese geantwortet: »Herr Ulmer, Sie müssen mir erstmal diese Bronchialmuskeln zeigen, die das machen sollen.« So offenbar war dies alles noch nicht. Wenn es da auch gute Kliniker gegeben hat, die das vermutet haben, aber das waren eben Hypothesen. Wir müssen eben versuchen, diese Hypothesen sauber experimentell aufzufüllen und dann sagen, das ist richtig und das ist falsch. Man kann dann immer sagen, daß andere das schon gesagt haben, man zitiert dann das, was richtig war. Es hat viele gegeben, die haben ganz schnell Falsches gesagt, was wir dann, Gott sei Dank, ganz schnell vergessen haben.

PETRO: Herr Ulmer, darf ich Sie gleich noch etwas fragen zur praktischen und klinischen Bedeutung Ihrer Worte? Wenn Sie unterteilen in einen cholinergischen und einen adrenergischen Anteil und uns das auch in einem schematischen Dia so eindeutig darstellen, heißt das dann, daß wir jetzt für die Behandlung unserer Patienten vorher immer ausprobieren müssen, wie hoch ist dieser Anteil, wie hoch ist jener Anteil, danach unsere Dosierung richten und unsere Empfehlungen?

ULMER: Wir machen das zur Zeit prinzipiell aus wissenschaftlichen Aspekten, weil wir ja auch die Frage, operieren oder nicht operieren, beantworten wollen: Wie groß ist der Vagusanteil? Es sieht so aus, als ob der Vagusanteil von Tag zu Tag enorm schwanken kann. Es gibt keine Patienten, die prinzipiell nicht auf die Vagolyse ansprechen.

PETRO: Das ist das, was Sie in Ihrem Referat meinten, als Sie schrieben: »... Tagesform entscheidet ...«

ULMER: Ja.

NOLTE: Herr Kehler, ich möchte kurz zu zwei Punkten Stellung nehmen, die Sie angesprochen haben. Sie haben recht, daß sich die Asthma-Pathogenese nicht in der vagalen Reflexbronchokonstriktion erschöpft. Das habe ich ja ausdrücklich in meinem Referat betont. Die Vagotomie wird daher auch kaum bei einem Patienten eine Kausaltherapie darstellen können. Ich habe darzustellen versucht, daß eine Vagusdurchtrennung nicht in der Lage ist, das Bronchialsystem wirklich zu denervieren; denn das entscheidende letzte Neuron befindet sich innerhalb der Bronchialwand. Hinzu kommt die erst in den letzten Jahren erkannte Bedeutung von Neuropeptiden, die ebenfalls durch eine Vagotomie nicht ausgeschaltet werden können, insbesondere die Substanz P und andere Tachykinine, die aus C-Faserendigungen freigesetzt werden und ihrerseits weitere Kettenreaktionen wie Mediatorfreisetzung aus Mastzellen, Azetylcholin-Freisetzung aus efferenten Vagusfasern und die Entstehung einer neurogenen Entzündung in der Bronchialwand auslösen.

Das zweite von Ihnen angesprochene Problem der Asthma-Therapie mittels Kalzium-Antagonisten ist bisher nicht gelöst. Die gegenwärtig verfügbaren Kalzium-Antagonisten blockieren die potentialabhängigen Kalziumkanäle, die beispielsweise am Herzmuskel dominieren. Hingegen gibt es am Bronchialmuskel überwiegend rezeptorgesteuerte Kalziumkanäle, über die letztlich auch die Beta-Adrenergika ihren bronchospasmolytischen Effekt entfalten. Für die im Handel befindlichen Kalzium-Antagonisten ist experimentell zwar ein protektiver Effekt gegenüber einer spezifischen Provokation, z. B. durch Metacholin, aber auch gegenüber der Anstrengungsreaktion nachgewiesen worden. Für die Asthma-Therapie haben die gegenwärtigen Kalzium-Antagonisten aber noch keine praktische Bedeutung.

Operative Behandlung der obstruktiven Atemwegserkrankung

(Durchtrennung des Nervus laryngicus cranialis: »Bochumer Operation«)

D. Schött, B. Höltmann, M. Walter und W. T. Ulmer

Erste Versuche, die chronische Atemwegsobstruktion durch operative Maßnahmen bessern zu wollen, gehen zurück auf Kappis [8], der schon 1924 über die Vagotomie zur Behandlung des Asthma bronchiale berichtete. Zwei Jahre zuvor hatte bereits Kümmel [23] die zervikale Sympathektomie empfohlen und 1923 [13] erste Heilungserfolge bei Patienten mit Asthma bronchiale mitgeteilt. In den darauffolgenden Jahren und Jahrzehnten haben eine Reihe weiterer Autoren verschiedene andere Operationsverfahren propagiert und zum Teil sehr unterschiedliche Erfolgsquoten aufgeführt. Die operativen Verfahren, wie die Exstirpation des Ganglion stellatum [14], die beidseitige Resektion des Plexus pulmonalis [19, 20], die ebenfalls beidseitige Vagotomie [9], die einseitige Vagosympathektomie [1, 3], die Exstirpation des Glomus caroticum [16, 17, 21] und die thorakale Sympathektomie [2] zeugen in ihrer Vielzahl letztlich nur davon, daß offenbar keine der genannten Maßnahmen von einem überzeugenden Erfolg begleitet war, ganz abgesehen von der Tatsache, daß sie alle mit zum Teil erheblichen Risiken behaftet waren, die es zu reduzieren galt. Erst das von E. Kux [10] 1954 inaugurierte Operationsverfahren der transthorakalen Vago-Sympathektomie war bezüglich seines Risikos akzeptabel, ohne im Vergleich mit den früheren Verfahren weniger effektiv zu sein. E. Kux

Lust auf Luft ... immer

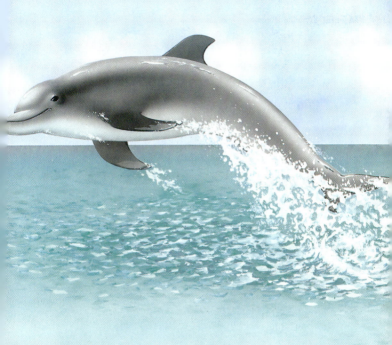

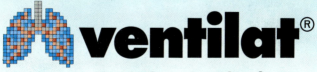

ventilat®

Langzeit-Bronchovagolytikum

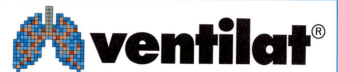

ventilat®

Langzeit-Bronchovagolytikum

- **Langanhaltende ausgeprägte Bronchospasmolyse**

- **Herabsetzung der Anfallshäufigkeit**

- **Ausgezeichnete Verträglichkeit**

Zusammensetzung Dosier-Aerosol: 1 Sprühdose zu 15 ml (entsprechend 300 Sprühstößen) enthält: Oxitropiumbromid 0,03 g; Treibmittel-Bestandteile: Trichlorfluormethan 5,1368 g, Dichlordifluormethan 11,0744 g, Cryofluoran 4,7168 g; 1 Sprühstoß enthält 0,1 mg Oxitropiumbromid. **Zusammensetzung Pulver:** 1 Kapsel mit 5 mg Pulver enthält 0,1 mg Oxitropiumbromid. **Anwendungsgebiete:** Chronisch-obstruktive Atemwegserkrankungen mit reversibler Tonuserhöhung der Bronchialmuskulatur (Bronchospasmus): chronisch-obstruktive Bronchitis, Asthma bronchiale und obstruktives Lungenemphysem. **Gegenanzeigen** (gültig nur für Pulver): In der Schwangerschaft nur bei strenger Indikationsstellung. **Nebenwirkungen:** In Einzelfällen kann das vorübergehende Gefühl der Mundtrockenheit, der Trockenheit der Nasenschleimhaut, seltener ein Trockenheitsgefühl am Auge auftreten. Bei Patienten, die zusätzlich an Rhinitis sicca, Keratokonjunktivitis sicca oder an Morbus Sjögren leiden, kann sich eine im allgemeinen vorübergehende Verstärkung dieser Symptome zeigen. **Dosierungsanleitung Dosier-Aerosol:** Soweit nicht anders verordnet, inhalieren Erwachsene und Schulkinder 2mal täglich 2 Sprühstöße (am besten morgens und vor dem Schlafengehen). Wegen der langanhaltenden Wirkung von Ventilat Dosier-Aerosol ist bei der prophylaktischen Langzeitbehandlung die zweimalige tägliche Anwendung in der Regel ausreichend. Eine zusätzliche Anwendung bis zu 3mal täglich 2 Sprühstößen kann unbedenklich erfolgen, wenn die Symptome der Atemnot dies erforderlich machen. **Dosierungsanleitung Pulver:** Soweit nicht anders verordnet, inhalieren Erwachsene und Schulkinder 2 bis 3mal täglich den Inhalt einer Kapsel. Eine zusätzliche Inhalation kann bis zu 6 Kapseln täglich unbedenklich erfolgen, wenn die Symptome der Atemnot dies erforderlich machen. Ventilat Dosier-Aerosol und Pulver können bei Bedarf zusammen mit anderen bronchialerweiternden Substanzen, wie z. B. Beta-Sympathikomimetika, angewendet werden. **Darreichungsform und Packungsgrößen:** Ventilat Dosier-Aerosol 15 ml mit Inhalationsrohr DM 38,25; Ventilat Pulver in Kapseln zur Inhalation, 100 Kapseln DM 59,90; Ventilat Inhalator, 1 Gerät DM 7,35; Klinikpackungen. Preisänderung vorbehalten.

Thomae   Dr. Karl Thomae GmbH, Biberach an der Riss

[10] berichtete 1954 von einer wesentlichen Besserung der Beschwerden bei 94% von 86 Patienten. P. Kux [11] hingegen teilte 1958 nur noch bei 48% eines anderen Patientenkollektivs eine bedeutende Besserung der Symptomatik mit. Satter [22], der 1985 eine differenzierte Bewertung seiner eigenen Erfahrungen mit der Kux'schen Operation vorgenommen hat, teilt mit, daß 32% seiner Patienten in einem Beobachtungszeitraum von 2 bis 7 Jahren beschwerdefrei oder wesentlich gebessert wurden und nur noch gelegentlich Medikamente benötigten, während 36% der Patienten nur eine mäßige Besserung verspürten, noch vereinzelt Asthmaanfälle bekamen und die Medikamenteneinsparung nur etwa 50% betrug. Bei 32% der von Satter operierten Patienten änderte sich an der Beschwerdesymptomatik nichts oder es trat eine Verschlechterung ein.

Mit Ausnahme der Operation von Kux [10] basierten alle Modifikationen der chirurgischen Therapie der Atemwegsobstruktion auf theoretischen Überlegungen. Erst aufgrund von tierexperimentellen Untersuchungen [15, 23, 24, 26, 27, 29] über nervale Einflüsse auf die Bronchialmuskulatur wurden neue und wesentliche Erkenntnisse über die Reflexbronchokonstriktion gewonnen, die schließlich in die Entwicklung eines neuen Operationsverfahrens mündeten. In den oben erwähnten Untersuchungen konnte deutlich gemacht werden, daß die Unterbrechung der Reflexbronchokonstriktion durch eine Vagotomie möglich ist, aber auch eine medikamentöse Blockade des Nervus vagus, z. B. mit Novocain, verhindert eine konstriktorische Reaktion der Bronchialmuskulatur nach inhalativer Provokation mit Histamin, Serotonin und Azetylcholin, oder schwächt diese zumindest deutlich ab [7, 30]. Auch eine allergeninduzierte Atemwegsobstruktion muß nach Untersuchungen von Gold [4] und Zimmermann [28] als Reflexbronchokonstriktion angesehen werden. Nach bilateraler Vagusdurchtrennung werden antigene Reize des Bronchialsystems, welches bei unversehrtem Vagus mit einer massiven Bronchokonstriktion reagierte, von keinem oder nur einem abgeschwächten Spasmus beantwortet, obwohl gleichgroße Histaminkonzentrationen im arteriellen Plasma meßbar sind [32]. Ebenfalls konnte aufgrund tierexperimenteller Untersuchungen nachgewiesen werden, daß eine Bronchokonstriktion nach einer Provokation mit einem Allergenaerosol deutlich schwächer verläuft, wenn die Region des Larynx vom Allergenkontakt verschont bleibt. Nach der Provokation mit Azetylcholin konnte diese Beobachtung nicht gemacht werden. Zimmermann und Ulmer folgerten daraufhin, daß es zum einen sensorische Rezeptoren mit einer besonderen Spezifität gegenüber Allergenen gibt und diese überwiegend im Bereich des Larynx sowie wenig unterhalb davon lokalisiert sind; zum anderen werden Rezeptoren postuliert, die einen Bronchospasmus nach Provokation mit Azetylcholin vermitteln und demnach überwiegend distal der Carina lokalisiert sein müssen.

Da bei der Durchtrennung oder der medikamentösen Blockade des Nervus vagus sowohl die sensorischen als auch die motorischen Anteile betroffen sind und eine Auftrennung in beide Anteile in vivo nicht möglich ist, war mit diesem Vorgehen die Beantwortung der Frage, welchen Einfluß die isolierte Unterbrechung des sensorischen Teils des Reflexbogens auf die Bronchokonstriktion hat, nicht möglich. Im oberen Atemtrakt und in den oberen Abschnitten der Trachea erfolgt jedoch die sensorische und motorische Innervation weitgehend getrennt voneinander, da der Nervus laryngicus cranialis, der Nervus glossopharyngicus und der Nervus hypoglossus ganz überwiegend sensorische Fasern führt. Wiederum im Tierexperiment konnte gezeigt werden, daß sowohl die beidseitige, aber auch die einseitige Durchtrennung, insbesondere des Nervus laryngicus cranialis eine deutliche Abschwächung der konstriktorischen Antwort der Bronchialmuskulatur nach Allergenprovokation bewirkt. Da dieser günstige Effekt über einen Zeitraum von 50 Wochen erhalten blieb [33], schien es gerechtfertigt zu sein, den Einfluß der einseitigen Durchtrennung des

Nervus laryngicus cranialis auf die Bronchokonstriktion bei Patienten mit schwerster, lebensbedrohlicher
und medikamentös nur schwer zu beherrschender
Atemwegsobstruktion zu überprüfen. Die Ergebnisse
einer ersten Nachuntersuchung von 171 Patienten wurden 1984 von Heering und Mitarbeitern [5] veröffentlicht. Demnach beurteilten 34% der operierten Patienten den Erfolg des Eingriffs mit »sehr gut« und »gut«.
Weitere 23,4% der Patienten gaben einen mäßigen
Operationserfolg an, so daß insgesamt mehr als 57%
der Operierten in unterschiedlichem Ausmaß von der
Durchtrennung des N. laryngicus cranialis profitierten. 10,5% der Befragten berichteten von einem nur
fraglichen Operationserfolg, 26,3% teilten keinen Erfolg mit. Zehn der in das Nachuntersuchungskollektiv
eingeschlossenen Patienten (5,8%) waren verstorben.
Hervorzuheben ist außerdem, daß die Patienten mit
einem sehr guten und guten Operationserfolg postoperativ signifikant weniger Glukokortikosteroide (ausge-
drückt in mg Prednisolon-Äquivalent) einnahmen als
präoperativ, während sich die Dosierung in der Gruppe der nur mit geringem oder keinem Erfolg operierten
Patienten präoperativ und postoperativ nicht unterschied. In der Zeit von 1980 bis Juni 1986 wurde bei 579
Patienten mit obstruktiver Atemwegserkrankung die
operative Durchtrennung des Nervus laryngicus cranialis durchgeführt. Die Ergebnisse einer Nachuntersuchung von 256 Patienten werden in der vorliegenden
Arbeit mitgeteilt.

Operationsindikation und Methodik

Operiert wurden diejenigen Patienten, die unter
einer schweren chronisch-obstruktiven Atemwegserkrankung litten und bei denen die bislang durchgeführte konservative Therapie zu keinem für die Patienten zu
akzeptierenden Erfolg geführt hatte. Die Patienten
mußten bereits schwerste, lebensbedrohliche Atemnotanfälle erlitten haben. Operiert wurden außerdem

solche Patienten, deren Beschwerden nur unter einer sehr hohen und auf längere Sicht nicht vertretbaren Dosis von Glukokortikosteroiden zu beeinflussen waren. Bei einer weiteren Gruppe von Patienten wurde die Operationsindikation dann gestellt, wenn nachweislich Atemnotanfälle durch Lachen oder Husten, das heißt, durch reflektorische Mechanismen, auszulösen waren.

Entgegen unserer früher geübten Praxis wurden zwischenzeitlich auch solche Patienten operiert, die dringend nach der Operation begehrten, auch wenn nach unserer Auffassung die Indikation noch nicht zu stellen gewesen wäre, da nicht alle konservativen Therapiemöglichkeiten ausgeschöpft waren.

Die Operation wird in Lokalanästhesie durchgeführt, da ein verbaler Kontakt mit den Patienten erforderlich ist (Aufforderung zur Bewegung der Zunge zum Ausschluß einer Irritation des Nervus hypoglossus und ähnliches). Zwischen Zungenbein und Schildknorpel wird in der Regel linksseitig die Haut durchtrennt, der Nerv lateral von der infrahyoidalen Muskulatur dargestellt und schließlich werden etwa 0,5 cm des Nerven reseziert. Alle Resektate werden histologisch untersucht, um sicher zu sein, daß ein Nervenbündel reseziert wurde. Dieses Vorgehen ist insbesondere deshalb erforderlich, weil wegen der erheblichen Kaliberschwankungen des Nerven intraoperativ gelegentlich Unsicherheit entsteht.

Ergebnisse

Mit der oben beschriebenen Methode wurden zwischen 1980 und Januar 1986 579 Patienten operiert. In das Nachuntersuchungskollektiv wurden 359 Patienten eingeschlossen, die nach dem Zufallsprinzip aus einer Kartei ausgewählt wurden. Allen Patienten wurde ein Fragebogen zugeschickt, der durch Ankreuzen, aber auch in freier Formulierung beantwortet werden konnte. 299 Fragebögen wurden zurückgeschickt; in

26 Fällen (8,7%) hatten Angehörige mitgeteilt, daß der Patient verstorben sei, ohne über den Zeitpunkt oder die Todesursache Auskunft zu geben. Acht Fragebögen waren unvollständig ausgefüllt, so daß die Angaben nicht zu verwerten waren. Daraus folgt, daß 256 Patienten vollständige Informationen zur Verfügung stellten, deren Auswertung im folgenden dargestellt wird (Tab. 1). 127 der nachuntersuchten Patienten (49,6%) waren weiblichen, 129 Patienten (50,4%) waren männlichen Geschlechts. Das Alter aller Patienten betrug im Mittel 52 ± 20 Jahre. Der jüngste Patient war 18 Jahre alt, der älteste 73 Jahre. Die mittlere Nachbeobachtungszeit betrug 2,42 ± 1,9 Jahre; minimal betrug sie 1,5, maximal 6 Jahre (Tab. 2).

Die Befragung nach Beeinflussung einer Reihe von Einzelsymptomen durch die Operation lieferte folgende Ergebnisse:

Tab. 1 Angaben zum Patientenkollektiv (»Bochumer Operation«).

Gesamtzahl der operierten Patienten	579
In die Nachuntersuchung aufgenommene Patienten (Zahl der verschickten Fragebögen)	359
Rückantworten	299
davon auswertbar	282
verstorben (von 299)	26 (8,7%)

Tab. 2 Angaben zum Patientenkollektiv.

Patientenkollektiv	
weiblich	n = 127 (49,6%)
männlich	n = 129 (50,4%)
Alter (Jahre) 52 ± 20	(18–73)

mittlere Nachbeobachtungszeit 2,42 ± 1,9 Jahre (1,5–6 Jahre)

43

Beurteilung der Sputummenge

28 Patienten (13,2%) berichteten, daß die Sputummenge wesentlich geringer geworden sei; bei 62 Patienten (29,2%) war die Sputummenge geringer geworden, so daß insgesamt bezüglich des Symptoms »Sputum« 42,4% der Patienten von der Operation profitierten. Bei 90 Patienten (42,5%) hatte sich postoperativ die Sputummenge nicht geändert; 32 Patienten (15,1%) berichteten eine Zunahme der Expektoration.

Beurteilung der Hustenfrequenz

Bei 38 Patienten (14,7%) nahmen die Hustenanfälle postoperativ wesentlich ab; 102 Patienten (39,4%) husteten nach der Operation weniger. Insgesamt hat sich also das Symptom »Husten« bei 54,1% der Patienten postoperativ gebessert. 91 Patienten (35,1%) husteten nach der Nervdurchtrennung unverändert; 28 Patienten (10,8%) gaben häufigere Hustenattacken an.

Beurteilung der Atemnotanfälle

62 Patienten (24,2%) teilten mit, daß die Operation sowohl zu einer wesentlichen Reduzierung der Anfallshäufigkeit als auch zu einer wesentlichen Abnahme der Anfallsstärke geführt hatte. Bei weiteren 86 Patienten (33,6%) hatte die Anfallsstärke und Anfallshäufigkeit abgenommen, so daß insgesamt 58% der Operierten eine positive Beeinflussung des schwerwiegendsten Symptoms ihrer Erkrankung berichteten. 78 Patienten (30,5%) erlitten postoperativ Atemnotanfälle in gleicher Häufigkeit und Stärke wie präoperativ. 30 Patienten (11,7%) teilten mit, daß trotz der Operation die Atemnotanfälle häufiger und verstärkt aufgetreten seien (Abb. 1).

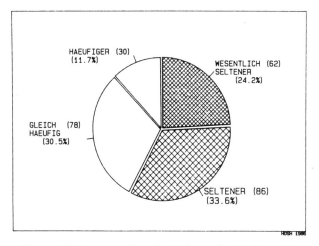

Abb. 1 Subjektive Beurteilung des Einflusses der »Bochumer Operation« auf das Symptom »Atemnotanfälle«.

Beurteilung des Allgemeinbefindens

Bei 39 Patienten (15,2%) hat die Operation zu einer wesentlichen Besserung des Allgemeinbefindens beigetragen. Weitere 108 Patienten (42,2%) berichteten immerhin noch eine Besserung. Folglich beurteilen insgesamt 57,4% der Patienten den Einfluß der Operation auf ihr Allgemeinbefinden positiv. Bei 78 Patienten (30,5%) hatte die Operation auf diese Empfindung keinen Einfluß; 31 Patienten (12,1%) fühlten sich postoperativ schlechter als vorher.

Heering [5] hat bei einer früheren Untersuchung außerdem zeigen können, daß die Dosierung von Glukokortikosteroiden in der erfolgreich operierten Patientengruppe gegenüber dem präoperativen Zeitraum statistisch signifikant abgenommen hat, während sie bei den erfolglos operierten Patienten annähernd unverändert blieb.

Bedeutsame oder schwerwiegende postoperative Komplikationen traten im Gesamtkollektiv der 579 operierten Patienten nicht auf. Nur bei vier Patienten (0,7%) waren bleibende objektivierbare Komplikationen nachweisbar, wobei es sich in drei Fällen um eine stärker ausgeprägte Narbenbildung als Folge der verzögerten Wundheilung handelte; störende Auswirkungen der in einem Fall irrtümlich durchgeführten Durchtrennung des Nervus glossopharyngicus bestehen heute nicht mehr. An bleibenden subjektiven postoperativen Komplikationen wurden von insgesamt sechs Patienten (2,4%) des nachuntersuchten Patientenkollektivs Veränderungen der Stimmlage, Schluckstörungen oder Sensibilitätsstörungen im Operationsgebiet mitgeteilt.

Schlußfolgerungen

Die operative Durchtrennung des Nervus laryngicus cranialis ist geeignet, bei annähernd 57% der Patienten mit schwerer obstruktiver Atemwegserkrankung eine anhaltende Besserung der Beschwerdesymptomatik zu bewirken. Diese ist insbesondere an einer Reduzierung von Zahl und Stärke der Atemnotanfälle erkennbar. In etwa gleicher Größenordnung nehmen Husten sowie Sputummenge ab, und das Allgemeinbefinden der Patienten bessert sich. Die Ergebnisse dieses Operationsverfahrens sind praktisch vergleichbar mit den Ergebnissen der transthorakalen Vagosympathektomie. Ein wesentlicher Vorteil der Durchtrennung des Nervus laryngicus cranialis besteht jedoch unzweifelhaft darin, daß hierbei kein Pneumothorax angelegt zu werden braucht und das Verfahren somit als einfacher und komplikationsärmer zu beurteilen ist. Im Gegensatz zu allen früher praktizierten Operationstechniken gründen sich sowohl die Vagosympathektomie als auch die Durchtrennung des Nervus laryngicus cranialis auf gesicherte tierexperimentelle Daten [6]. Dennoch ist es unbefriedigend, daß bis heute eine sichere Voraussage über den Operationserfolg nicht möglich ist. Eine Ursache hierfür mag darin zu suchen sein, daß der Nervus vagus mit seinen sensorischen Ästen an der Entstehung der Reflexbronchokonstriktion eine individuell unterschiedliche Bedeutung besitzt; zum anderen muß berücksichtigt werden, daß insbesondere bei der einseitigen Durchtrennung des Nervus laryngicus cranialis nur ein Teil der sensorischen Nerven ausgeschaltet wird, während der größere Teil unversehrt bleibt. Einen Einfluß auf den Operationserfolg muß theoretisch auch das Ausmaß der morphologischen Vorschädigung der Lungenstruktur haben, auch wenn hierfür zur Zeit noch keine beweisenden Untersuchungsergebnisse vorgelegt werden können. Die aufgrund der tierexperimentellen Untersuchungen geäußerte Erwartung, daß Patienten mit einer allergisch bedingten Atemwegsobstruktion im besonderen Maße von der Durchtrennung des Nervus laryngicus cranialis profitieren müßten, läßt sich klinisch bislang nicht bestätigen [6]. Satter [22] hingegen berichtet, daß die Erfolgsaussichten der Kux-'schen Operation bei Allergikern größer seien, als bei den nicht allergischen Formen der Erkrankung.

Ziel weiterer tierexperimenteller und klinischer Untersuchungen muß es sein, durch präoperative Voruntersuchungen die Erfolgsaussichten einer operativen Behandlung der Atemwegsobstruktion zuverlässig voraussagen zu können. Die Kritik [18], beide Operationsverfahren seien nicht placebokontrolliert, ist aus streng wissenschaftlicher Sicht berechtigt und verständlich. Scheinoperationen, die hierzu erforderlich wären, sind jedoch angesichts der experimentellen Grundlagen und des klinischen Erfolges ethisch nicht mehr zu rechtfertigen. Vielleicht gelingt es jedoch, aus der Gruppe der Patienten, die zur Vagosympathektomie vorgesehen waren, diejenigen nachzukontrollieren, bei denen die Operation wegen pleuraler Verwachsungen nicht möglich war. Eine gleichartige Untersuchung von Patienten, die zur Laryngicusdurchtrennung vorgesehen waren, wird an einer nicht zu erreichenden Fallzahl scheitern.

Auch wenn im Zusammenhang mit der operativen Behandlung der Atemwegsobstruktion noch Fragen offen sind, stehen mit der transthorakalen Vagosympathektomie nach Kux und der Durchtrennung des Nervus laryngicus cranialis (Bochumer Operation) zwei Operationsverfahren zur Verfügung, die wirksam sind und bei schweren Krankheitsverläufen therapeutisch genutzt werden können.

LITERATUR

[1] *Bernett P.:* Chirurgische Möglichkeiten bei der Behandlung des Bronchialasthmas. Fortschr. Med. *84*, 404 (1966).

[2] *Carr D., H. Chandler:* Dorsal sympathetic ganglionectomy for intractable asthma. J. Thorac. Surg. *17*, 1 (1948).

[3] *Dimitrov-Szokodi M.:* Die chirurgische Behandlung des Bronchialasthmas. VEB-Verlag Volk u. Gesundheit, Berlin 1957.

[4] *Gold W. M., G. F. Kessler, D. Y. C. Yu:* Role of vagus nerves in experimental asthma in allergic dogs. J. Appl. Physiol. *33*, 712 (1972).

[5] *Heering J. P., M. Knauf, H. Strosche, W. T. Ulmer:* Operative Asthmabehandlung: Einseitige Durchtrennung des Nervus laryngicus cranialis (Bochumer Operation). Inn. Med. *11*, 155 (1984).

[6] *Heering J. P., I. Zimmermann, W. T. Ulmer:* Die chirurgische Therapie der Atemwegsobstruktion. Med. Klin. *81*, 269 (1986).

[7] *Islam M. S., W. T. Ulmer:* Der Wirkungsmechanismus von Serotonin und Histamin bei der Atemwegsobstruktion. Respiration *30*, 360 (1973).

[8] *Kappis M.:* Die Frage der operativen Behandlung des Asthma bronchiale. Med. Klin. *20*, 1347 (1924).

[9] *Klassen K. P., D. R. Morton, G. M. Curtis:* Vagus section for bronchial asthma. J. Thorac. Surg. *20*, 552 (1950).

[10] *Kux E.:* Thorakoskopische Eingriffe am Nervensystem. Thieme, Stuttgart 1954.

[11] *Kux P.:* Zur Chirurgie des Asthma bronchiale. Chir. Praxis *4*, 467 (1959).

[12] *Kümmel H.:* Zur chirurgischen Behandlung des Asthma bronchiale. Arch. Klin. Chir. *127*, 716 (1922).

[13] *Kümmel H.:* Die operative Heilung des Asthma bronchiale. Klin. Wschr. *2*, 1825 (1923).

[14] *Leriche R., R. Fontaine:* Sur le traitement chirurgical de l'àsthme bronchique. Blu. Me. Soc. Nat. Chir. *54*, 660 (1928).

[15] *Nadel J. A.:* Pathophysiology of asthma. Progress in respiratory research. Asthma. Karger, Basel 1980, p. 1.

[16] *Nakayama K.:* Die Exstirpation des Carotisknotens zur Behandlung des Asthma bronchiale. Chirurg *4*, 180 (1958).

[17] *Nakamyama K.:* Surgical removal of the carotid body for bronchial asthma. Dis. Chest *40*, 595 (1961).

[18] *Nolte D.:* Asthma-Operationen: Neuer Wein in alten Schläuchen? Med. Klin. *81*, 297 (1986).

[19] *Phillips E. W., W. J. M. Scott:* The surgical treatment of bronchial asthma. Arch. Surg. *19*, 1425 (1929).

[20] *Rienhoff W. M., L. N. Gay:* Treatment of intractable asthma by bilateral resection of the posterior pulmonary plexus. Arch. Surg. *37*, 456 (1938).

[21] *Sauer H.:* Ergebnisse bei der chirurgischen Behandlung des Asthma bronchiale. Wien. Med. Wschr. *6*, 140 (1963).

[22] *Satter P., V. Blum, R. Seidel:* Schweres Asthma bronchiale: Thorakale endoskopische Vago-Sympathektomie nach Kux. Dtsch. Ärztebl. *82*, 2731 (1985).

[23] *Simonsson B. G.:* Reflex control of airway calibre. Bull. Physiopathol. *8*, 439 (1972).

[24] *Ulmer W. T., M. S. Islam, I. Zimmermann:* Operative Behandlung des Asthma bronchiale. Tierexperimentelle Grundlagen. Bochumer Treff 1981. Gedon und Reuss, München 1982.

[25] *Wepf R.:* Transpleurale Neurotomie. Helv. Chir. Acta *37*, 44 (1970).

[26] *Widdicombe J. G., J. M. Sterling:* The autonomic nervous system and breathing. Arch. Intern. Med. *126*, 311 (1970).

[27] *Widdicombe J. G.:* Mechanismen bronchialer Reaktivität. Bochumer Treff 1981. Gedon und Reuss, München 1982.

[28] *Zimmermann I., J. Kowalski, P. Curschmann, W. T. Ulmer:* Reaction following allergen inhalation via mouth and via tracheal tube on dog. Lung *154*, 41 (1976).

[29] *Zimmermann I., W. T. Ulmer, W. Weller:* The role of upper airways and of sensoric receptors on reflex bronchoconstriction. Res. Exp. Med. *174*, 253 (1979).

[30] *Zimmermann I., P. Curschmann, J. Kowalski, W. T. Ulmer:* Therapeutical influence of Vagus blockade on antigen induced airway obstruction. Respiration *37*, 1 (1979).

[31] *Zimmermann I., W. Walkenhorst, W. T. Ulmer:* The location of sensoric bronchoconstriction receptors in upper airway. Respiration *38*, 1 (1979).

[32] *Zimmermann I., W. T. Ulmer:* Arterielle Plasmahistaminkonzentration unter Allergen- und Acetylcholin vor und nach Vagotomie. Respir. Exp. Med. *178*, 29 (1980).

[33] *Zimmermann I., A. A. Bugalho de Almeida, W. T. Ulmer:* Partial sensoric denervation of upper respiratory tract on allergen- and histamin induced bronchoconstriction. Respiration *45*, 394 (1984).

Pharmakodynamische Vagusblockade

R. Bauer

Einleitung

Anticholinergika sind kompetitive Antagonisten des Azetylcholins. Sie konkurrieren an den Rezeptoren parasympathisch innervierter Organe mit diesem Überträgerstoff. Die Gabe von Anticholinergika führt demnach zu einer zeitlich begrenzten, nicht selektiven Blockade parasympathisch innervierter Organe. Mit der erwünschten Hauptwirkung muß daher stets auch eine Reihe zum Teil recht unangenehmer Nebenwirkungen in Kauf genommen werden. Diese schlechte Differenzierung zwischen erwünschter Hauptwirkung und unerwünschten Nebenwirkungen ist nicht nur bei Atropin ein Problem. Auch neuere Anticholinergika können bei systemischer Gabe keineswegs der Forderung nach befriedigender Differenzierung ganz gerecht werden.

Daß es trotzdem möglich ist, – mit bestimmten Anticholinergika und spezieller Applikationsform – ein weitgehend nebenwirkungsfreies Präparat zur Verfügung zu stellen, soll am Beispiel von Oxitropiumbromid (Ventilat®) aufgezeigt werden.

Der Parasympathikus

Der parasympathische Teil des autonomen Nervensystems besteht aus zwei Anteilen, einem kranialen und einem sakralen. Präganglionäre Fasern, die mit dem III., dem VII., dem IX. und dem X. Hirnnerven verlaufen, bilden den kranialen Anteil. Der sakrale Teil des Parasympathikus wird aus präganglionären Fasern gebildet, die aus dem Sakralmark kommen. Die Umschaltung auf das postganglionäre Neuron erfolgt in Ganglien nahe am oder direkt im Zielorgan. Überträgerstoff ist sowohl bei der Umschaltung als auch am Endorgan Azetylcholin.

Die mit dem Nervus oculomotorius verlaufenden parasympathischen Fasern werden im Ganglion ciliare umgeschaltet und versorgen den Musculus sphincter pupillae sowie den Musculus ciliaris. Mit dem Nervus facialis verlaufende parasympathische Fasern versorgen die Tränen- und Speicheldrüsen mit Ausnahme der Parotis. Diese erhält ihre parasympathische Innervation durch Fasern, die im Nervus glossopharyngeus verlaufen.

Der X. Hirnnerv, der Vagus, ist der bedeutendste Teil des parasympathischen Nervensystems. Er versorgt sowohl die Brust- als auch die Baucheingeweide bis zum Colon descendens. Rektum, Harnblase und Genitalorgane erhalten ihre parasympathische Versorgung aus dem Sakralmark.

Wirkung der Anticholinergika

Als kompetitive Antagonisten binden Anticholinergika an den gleichen Stellen muskariner Rezeptoren wie das Azetylcholin. Der Überträgerstoff Azetylcholin kann dann, wenn die Rezeptoren durch ein Anticholinergikum besetzt sind, nicht wirksam werden. Darüber hinaus läßt sich mit entsprechender Dosierung das Azetylcholin von den Rezeptoren verdrängen. Für die Dauer der Wirksamkeit des Anticholinergikums können cholinerge Reize nicht wirksam werden. Die damit erzielte pharmakodynamische Blockade bewirkt im einzelnen folgende Effekte:

Obgleich Azetylcholin der Überträgerstoff zwischen postganglionären Neuronen und Rezeptoren der Erfolgsorgane ist, sprechen diese noch nicht gleich sensibel auf Anticholinergika an, wie am Beispiel Atropin gezeigt werden soll [1].

Tab. 1 Pharmakodynamische Effekte nach Gabe von Anticholinergika.

Organ	Wirkung
Auge	Mydriasis, Akkomodationsstörung
Tränendrüsen, Speicheldrüsen, Bronchialdrüsen, Drüsen des Verdauungstraktes	Sekretionshemmung
Herz	Frequenzanstieg
Bronchialmuskulatur	Relaxation
Glatte Muskulatur des Verdauungstraktes, der Gallenblase, der Harnblase	Relaxation

Tab. 2 Wirkung von Atropin bei Hunden nach i.v. Gabe.

Meßparameter	Effektive Dosen in µg/kg
Bronchospasmolyse	0,33
Hemmung der Speichelsekretion	3,0
Tachykardie	10,0
Dünndarmrelaxation	9,0
Harnblasenspasmolyse	15,0

Aus der Tabelle 2 läßt sich ablesen, daß die glatte Muskulatur des Tracheobronchialbaumes am sensibelsten auf Atropin anspricht. Etwas weniger empfindlich sind die Speicheldrüsen. Aus den steigenden, zur parasympathischen Blockade erforderlichen Dosen ergibt sich die Reihenfolge der Empfindlichkeit. Pharmakologisch läßt sich demnach ein enger Dosenbereich ermitteln, in dem mit Atropin eine bronchospasmolytische Wirkung erzielt werden kann, ohne daß weitere anticholinerge Effekte auftreten.

Trotz dieser pharmakologisch nachweisbaren Differenzierung gelten Atropin und mehr oder weniger

alle neueren Anticholinergika als Therapeutika, die
sowohl nach parenteraler als auch nach oraler Gabe
nicht in erwünschtem Maße zwischen Haupt- und
Nebenwirkungen differenzieren. Hier haben auch jahrelange Forschungsaktivitäten nur bescheidene Erfolge
gebracht.

Oxitropiumbromid als Bronchospasmolytikum

Oxitropiumbromid ist als klassisches Anticholinergikum ein reiner kompetitiver Antagonist des Azetylcholins. Trotz nur entfernter chemischer Verwandtschaft entspricht das Wirkungsprofil von Oxitropiumbromid – bei deutlich höherer Wirksamkeit – nach
parenteraler Gabe weitgehend der pharmakologischen
Charakteristik von Atropin.

Tab. 3 Wirkung von Oxitropiumbromid und Atropin nach i.v.
Gabe bei Hunden.

Meßparameter	ED_{50}-Werte in µg/kg i.v.	
	Oxitropiumbromid	Atropin
Bronchospamolyse	0,21	0,33
Speichelsekretionshemmung	1,25	3,0
Tachykardie	3,0	10,0
Spasmolyse Harnblase	6,5	15,0

Bedingt durch seine chemische Struktur [2] – Oxitropiumbromid ist ein quartärer N-ethyl-norscopintropasäureester – ergeben sich Unterschiede. Im Gegensatz zu Atropin penetriert Oxitropiumbromid
nicht die Bluthirnschranke [3, 4]. Weiterhin – ebenfalls
bedingt durch die chemische Struktur – wird Oxitropiumbromid enteral schlecht resorbiert [4]. Die lokale
Wirksamkeit nach Aerosolapplikation ist dagegen sehr
hoch.

Aus der Tabelle 4 geht hervor, daß Oxitropiumbromid, als wäßriges Aerosol appliziert, deutlich wirk-

Tab. 4 Wirkung von Oxitropiumbromid und Atropin nach Aerosolanwendung bei Hunden.

Meßparameter	Effektive Konzentration bzw. Dosen	
	Oxitropiumbromid	Atropin
wäßrige Aerosole		
Bronchospasmolyse	0,012%	0,045%
Speichelsekretionshemmung	1,12%	4,6%
Tachykardie	3,0%	10,0%
Dosieraerosole		
Bronchospasmolyse	16 μg/Tier	
Speichelsekretionshemmung	1600 μg/Tier	
Tachykardie	4000 μg/Tier	

samer als Atropin ist. Der Abstand der Hauptwirkung Bronchospasmolyse zur sensibelsten Nebenwirkung, der Speichelsekretionshemmung, beträgt rund 1:100. Der gleiche Abstand ergibt sich auch bei Gabe von Dosieraerosolen. Während mit relativ hoch konzentrierten wäßrigen Aerosolen ein mäßiger Anstieg der Herzfrequenz ausgelöst werden kann, ist dies bei Dosieraerosolen nicht der Fall. Bis zu einer Gesamtdosis von 8 mg (200 Hübe à 40 μg) ist bei Hunden weder ein Anstieg der Herzfrequenz noch eine Veränderung des EKG's zu beobachten (Abb. 1).

Mit Oxitropiumbromid kann demnach bei lokaler Anwendung in Aerosolform eine von anticholinergen Nebenwirkungen freie Therapie betrieben werden, wobei selbst deutliche Überdosierungen nebenwirkungsfrei toleriert werden dürften. Eine parenterale oder orale Behandlung obstruktiver Atemwegserkrankungen ist nicht zu empfehlen, weil dann alle parasympathisch innervierten Organe und nicht nur die glatte Muskulatur des Tracheobronchialbaumes blockiert wären.

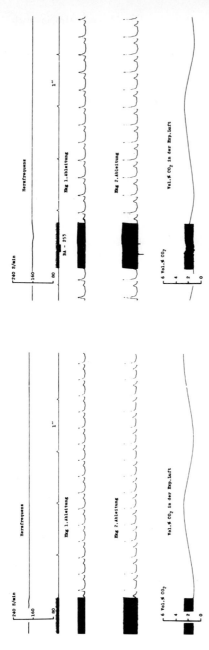

Abb. 1 Wirkung von Oxitropiumbromid auf Herzfrequenz, EKG und Vol % CO_2 vor (linke Abb.) und nach (rechte Abb.) 200 Hüben zu 40 µg beim Hund.

Schlußfolgerung

Im Gegensatz zu chirurgischen Eingriffen ist die pharmakodynamische Parasympathikusblockade ein reversibler Effekt. Eine gezielte organselektive Blockade ist bei parenteraler oder oraler Gabe von Anticholinergika jedoch nicht möglich. Vielmehr ist hierbei mit dem klassischen Wirkungsbild des Atropins zu rechnen. Auch neuere Anticholinergika brachten bezüglich einer Differenzierung nur marginale Fortschritte. Wie das Beispiel Oxitropiumbromid bei Applikation als Aerosol zeigt, kann unter bestimmten Voraussetzungen – hohe lokale Wirksamkeit, schlechte Penetration von den Atemwegen zur Blutbahn – eine selektive Parasympathikusblockade und somit eine nebenwirkungsfreie Therapie erreicht werden.

LITERATUR

[1] *Bauer R., S. Püschmann, H. Wick:* Wirkung von (8r)-3α-Hydroxy-8-isopropyl-1αH, 5αH-tropaniumbromid-(±)-tropat (Ipratropiumbromid) auf Spasmen des Tracheobronchialbaumes und die Bronchialsekretion, die Speichelsekretion, EKG und Herzfrequenz. Arzneim.-Forsch. (Drug Res.) 26, 981 (1976).

[2] *Banholzer R., K.-H. Pook:* Synthese von anticholinerg wirksamen N-Alkylnorscopolaminen und deren Quartärsalzen unter besonderer Berücksichtigung des Bronchospasmolytikums (-)-N-Ethylnorscopolamin-methobromid (Ba 253 BR). Arzneim.-Forsch. (Drug Res.) 35, 217 (1985).

[3] *Bauer R.:* Zur Pharmakologie des Bronchospasmolytikums Oxitropiumbromid. Arzneim.-Forsch. (Drug Res.) 35, 435 (1985).

[4] *Wahl D., H.-J. Förster, K.-H. Pook, J. Richter:* Biochemische Untersuchungen mit Oxitropiumbromid. 1. Pharmakokinetik und Metabolismus in Ratte und Hund. Arzneim.-Forsch. (Drug Res.) 35, 255 (1985).

Diskussion

NOLTE: Herr Schött, Sie haben aus meinem Editorial zitiert [Nolte, D.: Asthma-Operationen: Neuer Wein in alten Schläuchen? Med.Klin. *81, 297–298* (1986)]. Ich möchte ausdrücklich betonen, daß dieses Editorial im Grundtenor durchaus positiv war. Ich habe an Ihren tierexperimentellen Untersuchungen über den Effekt der Vagotomie und der Durchtrennung des Nervus laryngeus cranialis nicht den geringsten Zweifel geäußert. Ein Punkt der Kritik ist für mich lediglich die Tatsache, daß es für beide Operationen bisher keine hieb- und stichfeste kontrollierte Studie an Patienten gibt, wie sie beispielsweise mit der lange Zeit propagierten Glomusexstirpation nach Nakayama vorliegt. Ich stimme Ihnen zu, Herr Schött, daß es heute ethisch nicht mehr vertretbar ist, bei Patienten Scheinoperationen durchzuführen. Um so wichtiger ist es aber, in den nächsten Jahren eine prospektive Studie zu planen, in der statistisch einwandfrei in Form von »matched pairs« eine nicht operierte Patientengruppe mit einer operierten, sonst aber möglichst identischen Patientengruppe verglichen werden sollte.

PETRO: Herr Nolte, ich empfand das Editorial auch als Anregung und Herr Schött, das war doch kein Angriff, wir haben das auch nicht so verstanden. Gerade auch die Anregung der »gematchten pairs« halte ich ja für sehr wichtig, und ich muß noch einmal Herrn Professor Ulmer fragen, er hat vor fünf Jahren einen Vortrag in Mülheim gehalten, und auch dort hatten wir die gleiche Diskussion und haben ähnliche Anregung gegeben. Und dann sagte uns Herr Professor Ulmer, das werden wir machen. Jetzt sind fünf Jahre vergangen, aber offenbar ist es schwieriger, als wir annehmen. Aber bitte, Herr Professor Fuchs.

FUCHS: Ich möchte die Frage stellen, die ich 1959 und auch 1966 bei den Nachuntersuchungen und auch den Vorausuntersuchungen bei Nakayama und Kux gestellt habe. Ich habe mich gefragt, und das war auch für uns Allergologen damals eine Frage: Ändert sich die Reaktivität auf inhaliertes Allergen und ändert sich die Reaktivität auf Azetylcholin? Mich würde also brennend interessieren, ob sich bei Kux und Nakayama etwas getan hat. Der mehlallergische Asthmatiker blieb so mehlallergisch und die Springreiterin, allergisch auf Pferdehaar, blieb gegen Pferdehaar reaktiv. Es würde mich interessieren, ob bei den Untersuchungen, die jetzt in Bochum gemacht worden sind, die Krankheitsdauer bis zur Operation, eine Rolle spielte. Und inwieweit die exogene Allergie bei den Jüngeren bedeutungsvoll war oder in wie weit nicht? Für mich als Allergologen wäre es natürlich nachher sehr interessant, ob man z. B. eine Pferdehaar-allergische Springreiterin, die partout weiterhin reiten will, eventuell dieser Operation zuführt, mit der Vorstellung ihr zu helfen.

NN: Wenn ich hier gleich noch eine Zusatzfrage anbringen darf, Herr Schött: Die Arbeitsgruppe um Satter hatte ja sogar beim exogen-allergischen Asthma bronchiale eine Besserungshäufigkeit von 42%, sonst ist es ja immer $\frac{1}{3}$, $\frac{1}{3}$, $\frac{1}{3}$. Das geht in die Richtung, was Professor Fuchs eben meinte.

Schött: Zunächst zu dem, was Herr Professor Nolte sagte: Wir haben Ihr Editorial unter gar keinen Umständen als Kritik aufgefaßt, sondern wir können dem, was dort geschrieben steht, nur voll inhaltlich zustimmen. Selbstverständlich muß eine Studie geplant werden, in der ein operiertes Patientenkollektiv mit einem nicht operierten verglichen wird. Noch besser wäre es selbstverständlich, wenn wir ein Patientenkollektiv zur Verfügung hätten, bei dem eine sogenannte Scheinoperation durchgeführt worden wäre oder würde. Solche Dinge sind jedoch heute aus ethischen Gründen nicht zu verantworten. Herr Professor Ulmer hat in einem neulich zur gleichen Problematik veröffentlichten Artikel angeregt, daß in Zusammenarbeit mit Herrn Professor Satter in Frankfurt diejenigen

Patienten noch einmal sorgfältig nachkontrolliert werden müßten, bei denen die transthorakale Vagosympathektomie begonnen worden ist, aber wegen pleuraler Verwachsungen nicht durchgeführt werden konnte. Bei einem solchen Patientenkollektiv sind unter bestimmten Vorbehalten die Kriterien einer Scheinoperation erfüllt. Bei einem solchen Patientenkollektiv könnte zumindest der Effekt der Kux'schen Operation noch einmal sehr kritisch überprüft werden. Bei der in unserer Klinik durchgeführten Operation gestaltet sich ein derartiges Vorgehen schon wesentlich schwieriger, da es praktisch immer gelingt, den Nerv aufzufinden und zu durchtrennen. Dennoch übersenden wir immer dem Pathologen ein kleines Nervensektat, um absolut sicher zu sein.

NN: Wenn der Pathologe sagt: »Nerv nicht getroffen!«

Schött: Der Pathologe sagt fast immer, daß er einen Nerv vom Kaliber des Nervus laryngeus superior gefunden hat. Ich kann mich nur an ganz wenige Fälle erinnern, bei denen der Pathologe kein Nervengewebe gefunden hat. Wir sind aber trotzdem augenblicklich damit beschäftigt, noch einmal alle pathologischen Untersuchungsbefunde durchzusehen; vielleicht ist die Zahl derer, bei denen der Nerv nicht getroffen wurde groß genug, um eine Aussage machen zu können.

Fuchs: Und die Frage beim allergischen Asthma?

Schött: Aufgrund der tierexperimentellen Untersuchungen, die Herr Professor Ulmer in seinem Vortrag bereits angesprochen hat, haben wir selbstverständlich erwartet, daß die Allergiker von der Kux-'schen-Operation oder gerade auch von der von uns propagierten Operation besonders gut profitieren würden. Nach unseren bisherigen Ergebnissen ist dies aber nicht der Fall. Allergiker profitieren von der von uns durchgeführten Operation gleich gut oder gleich schlecht, wie alle anderen Patienten mit einer Atemwegsobstruktion auch. Professor Satter hat in seinem

Artikel, den er 1985 im Deutschen Ärzteblatt veröffentlicht hat, dem entgegen darauf hingewiesen, daß von der von ihm durchgeführten Operation nach Kux die Allergiker besonders gut profitiert hätten. Soweit ich mich erinnern kann, hat er jedoch keine Zahlen genannt, sondern nur diese qualitative Aussage gemacht. Ich kann mich nicht daran erinnern, ob und wo er seine Erfolgsrate von 42% mitgeteilt hat.

NN: Im Deutschen Ärzteblatt.

SCHÖTT: Im Artikel von 1985?

NN: Ja.

SCHÖTT: Den ich hier zitiert habe?

NN: Ja.

SCHÖTT: Ich weiß nicht, ob es unbedingt erforderlich ist, jetzt hier die exakte Zahl zu kennen. Wir können die Beobachtung leider nicht bestätigen, daß Allergiker von der von uns propagierten Operation mehr profitiert hätten, als alle anderen Patienten mit einer Atemwegsobstruktion. Ergänzend darf ich nur noch zu dem, was Herr Professor Nolte vorgeschlagen hatte, anmerken, daß es bei einem Krankheitsbild wie der obstruktiven Atemwegserkrankung, der so unterschiedliche Pathomechanismen zugrunde liegen und die in jedem Einzelfall von ganz individuellen Besonderheiten geprägt ist, sehr schwierig ist, vergleichbare Patientenkollektive aufzustellen. Dies ist bei anderen Erkrankungen sicherlich auch nicht ganz einfach, bei der obstruktiven Atemwegserkrankung aber besonders schwierig.

NN: Ich wollte noch etwas zur medikamentösen Vagolyse sagen, so hat Dr. Bauer uns einige Nebenwirkungen genannt, aber sie für klinisch irrelevant gehalten. Das trifft nicht zu. Wenn man mit der Vagolyse therapiert, sieht man Nebenwirkungen in 1–2% der Fälle. Ich habe mir die Mühe gemacht und habe dies dem Hersteller mit einer eigenen Statistik gemeldet.

Die Reaktion war frustrierend. Wir sehen an und für sich täglich Nebenwirkungen. Wir versuchen, auch schon vorweg die Patienten herauszufiltern, z. B. mit Prostata-Adenom. Ich finde, diese Kontraindikation müßte unbedingt beachtet werden, auch die Akkomodationstörungen, die vielleicht bei 1% der Patienten auftreten, vielleicht ½–1%, auch das habe ich gemeldet, sowie auch der Einfluß einer entzündlich veränderten Schleimhaut, wo mit einer erhöhten Resorption zu rechnen ist. Klingt diese Schleimhautentzündung ab, bessert sich dieser Zustand, und wir empfehlen den Patienten, dann auch unmittelbar nach der vagolytischen Inhalation den Mund zu spülen.

BAUER: Oxitropiumbromid und Ipratropiumbromid sind, obwohl chemische Unterschiede bestehen, im pharmakologischen Wirkungsbild relativ gleich. Das heißt, Oxitropiumbromid ist, was die bronchospastische Wirksamkeit anbetrifft, doppelt so wirksam und die Wirkungsdauer ist ein Drittel länger. Ich spreche von pharmakologischen Ergebnissen, die wir ermittelt haben. Das übliche pharmakologische Vorgehen, das hatte ich vorhin erwähnt, ist das Bemühen, einer Differenzierung zwischen Haupt- und Nebenwirkungen zu erreichen. Wir können nicht alle Nebenwirkungen messen, wir haben kein Versuchstier, das z. B. über bitteren Geschmack klagen kann. Das geht pharmakologisch nicht. Wir können also nur Effekte messen und versuchen, die objektiv miteinander zu vergleichen.

ULMER: Ich wollte gern noch einmal etwas sagen zu Nakayama. Wir hatten einige Patienten, die nach Nakayama operiert wurden. Und das war mit der Beginn, weshalb wir wieder angefangen haben, unsere Operation zu machen. Da war eine Patientin, die sagte mir, sie hatte bis zu ihrem 23. Lebensjahr schwerste Asthmaanfälle, dann ist sie nach Nakayama operiert worden, dann hätte sie 50 Jahre Ruhe gehabt, jetzt geht es wieder los, und sie wollte bei uns fragen, ob man so etwas nicht noch einmal operieren kann. Wir hatten damals gerade den Laryngicus so weit fertig. Der Laryngicus zieht ganz in der Nähe des Glomus caroticum vorbei, und es ist sehr wahrscheinlich, daß in einem großen Prozentsatz damals der Laryngicus trachealis mit durchschnitten worden ist, wenn das Glomus entfernt wurde, so daß also da durchaus ähnliche Effekte wahrscheinlich waren. Nun zu Deiner Frage, Dieter. Ich würde auf keinen Fall sagen, daß es eine allgemeine Methode ist und an jeder Ecke durchführbar ist. Ich würde sagen, das ist nur zu vertreten, wenn das vorher ganz sauber analysiert wird, wenn das alles zusammengetragen wird; man kann da weiterkommen, das ist noch im Experimentierstadium, möchte ich sagen, wir müssen hier ganz sauber arbeiten, um hier das nicht irgendwie ganz unspezifisch ausufern zu lassen. Und das heißt, das muß ich auch den alten Studien zum Vorwurf machen, diese argentinische Arbeit, diese australische Arbeit, da ist praktisch nichts gemessen. Und bei den früheren ist praktisch nichts gemessen. Wir messen ja ganz genau vorher, wir messen ja Strömungswiderstände, wir messen genau, was für Medikamente nötig sind, was wir mit den verschiedenen Pharmaka erreichen können, mit den Anticholinergika und den Beta-2-Sympathomimetika, wie es mit den Blutgasen aussieht, und wir verfolgen dies selbstverständlich über viele Jahre, so daß das heute doch schon ganz anders aussieht, so glaube ich, als früher. Aber ich würde doch sagen, nicht Allgemeintherapie, so weit ist das noch nicht.

Bronchiale Hyperreaktivität – Pathophysiologische Aspekte

N. Konietzko

Definition

Unter bronchialer Hyperreagibilität wird eine zur Stärke des exogenen oder endogenen Reizes überproportionale Kontraktion der Bronchialmuskulatur verstanden. Die Reizsetzung kann chemischer, physikalischer, pharmakologischer, reflektorischer, mechanischer, infektiöser, allergischer oder psychogener Natur sein. Die Reizantwort wird vereinfachend im allgemeinen als Bronchokonstriktion gemessen, es kommen jedoch auch weitere Reaktionen wie Husten, Hyperpnoe, vermehrte Produktion eines viskösen Sekretes und gelegentlich Laryngospasmus zur Beobachtung. Von spezifischer Hyperreaktivität spricht man bei überschießender Bronchokonstriktion nach Inhalation von Allergenen, von unspezifischer bronchialer Hyperreaktivität bei nichtallergenen Reizen.

Nach unserem derzeitigen Wissensstand gibt es eine angeborene, genetisch bedingte und eine durch Unweltfaktoren erworbene Hyperreaktivität. In der Mehrzahl der Fälle scheint letztere reversibel, etwa die experimentell durch SO_2 oder O_3 erzeugte oder die infektiös bedingte Hyperreaktivität der Atemwege, während die genetisch determinierte lebenslang nachweisbar bleibt. Beim Asthmatiker scheint die Hyperreaktivität unabhängig von der atopischen Disposition vererbt zu werden.

Pathomechanismus

Der Bronchialtonus ist nerval reguliert, teleologisch gesehen ist der physiologische Sinn der Bronchialtonusregulation die Aufrechterhaltung eines Optimums zwischen Größe des Totraums, Homogenität der Ventilation, Ökonomie der Atemarbeit und Stabilität der Atemwege, insbesondere beim Hustenmechanismus.

Das sympathische Nervensystem spielt bei der Regulation des Bronchialtonus zumindest im Bereich der großen Atemwege keine Rolle, die Bedeutung alpha-adrenerger und histaminerger Rezeptoren ist noch umstritten. Unumstritten ist die überragende Bedeutung der parasympathischen Regulationsmechanismen. Die afferenten Fasern des Reflexbogens kommen aus den Rezeptoren der oberen Atemwege (Nase, Rachen, Pharynx, Nasennebenhöhlen) und des Tracheobronchialbaums, die efferenten motorischen Fasern laufen nach Umschaltung im Bereich der zentralen Ganglien des Hypothalamus und der höher gelegenen Zentren zur glatten Muskulatur des Tracheobronchialbaums zurück. Die Masse der Fasern läuft über den Nervus glossopharyngeus und den Nervus vagus. Die wesentlichen Efferenzen scheinen auszugehen von den schnell adaptierenden ›irritant receptors‹, die sich unmittelbar unter und teilweise zwischen Bronchialepithelzellen finden. Dehnungsrezeptoren und die sogenannten Typ-J-Rezeptoren sind für die vagale ›Reflexbronchokonstriktion‹ ohne Bedeutung.

Prinzipiell kann die Störung der normalen Reagibilität an drei Stellen des Reflexbogens entstehen: an der *Reizaufnahme* (also etwa an den ›irritant receptors‹ der Tracheobronchialschleimhaut), bei der *Reizbeantwortung* (also etwa an der glatten Bronchialmuskulatur) oder in der *zentralen Umschaltung* (also etwa im Hypothalamus). Die beiden letzteren Mechanismen scheinen unbedeutend oder sekundär, zumindest nach dem heutigen Erkenntnisstand, im folgenden wird deswegen schwerpunktmäßig auf die Veränderungen der Efferenzen eingegangen.

Zuvor sei jedoch auf einen physikalischen Zusammenhang hingewiesen, der vor Fehlinterpretationen schützt: der bronchiale Strömungswiderstand verhält sich umgekehrt proportional zur vierten Potenz des Radius der Atemwege. Schon eine sehr geringe Abnahme des bronchialen Querschnittes führt bei einer bereits vorbestehenden Atemwegsobstruktion zu einer sehr viel stärkeren Zunahme des Atemwegswiderstandes als bei normal weiten Atemwegen.

Dies ist insbesondere bedeutungsvoll bei der kindlichen Lunge und bei bereits vorbestehenden Lumeneinengungen der Atemwege, auch durch andere Mechanismen als Bronchospasmus. Selbst wenn in diesem Zustand der zu Bronchokonstriktion führende Reiz von der glatten Muskulatur normal beantwortet wird, registrieren wir die Reaktion als überschießend.

Veränderungen der Efferenzen

Durch eine Fülle von Mechanismen (Tab. 1) lassen sich Veränderungen am Rezeptor induzieren, welche zu einer Hyperreaktivität führen. Elektronenmikroskopisch lassen sich solche Veränderungen in sehr ausgeprägtem Ausmaße etwa bei einem Infekt mit kompletter Denudierung des Epithels nachweisen. Die ›irritant receptors‹ erreichen dann die luftzugewandte Oberfläche und sind exogenen Reizen gegenüber direkt exponiert.

Eine weniger spektakuläre Möglichkeit der Epithelschädigung, die sich mit indirekten Methoden gut

Tab. 1 Auslösung der bronchialen Hyperreagibilität.

- Chemisch (SO_2, O_3, NO_x, Cl_2, Phosgen, Isocyanat)
- Physikalisch (Kälte, Austrocknung)
- Pharmakologisch (Azetylcholin, Histamin, PGF_{2a}, β-adrenerge Blocker)
- Reflektorisch (forcierte Atemmanöver, körperliche Belastung, Konditionierung)
- Mechanisch (Intubation, Bronchoskopie)
- Infektiös (Mykoplasma, Adenovirus)
- Allergisch (Sofort- und Spätreaktion)

nachweisen läßt, ist die Eröffnung der festen Bindungen zwischen zwei benachbarten Epithelzellen, welche als ›tight junctions‹ bezeichnet werden. ›Lecks‹ in der epithelialen Oberflächenauskleidung der Atemwege und Alveolen, die dann zu einer Erhöhung der Permeabilität der ›Luft-/Blutschranke‹ der Lunge führen, lassen sich heute mit einer nuklearmedizinischen Technik nichtinvasiv leicht nachweisen. Dabei atmet der Proband ein Aerosol, in dem kristalline Teilchen eines ^{99m}Technetium-DTPA-Gemisches in einer Konzentration von 10 mC vorhanden sind. Die radioaktiv markierten Partikel werden in der Lunge deponiert; die extern mit einem Detektor gemessene Verschwinderate ist eine Funktion der Dichtigkeit des Epithels, da andere Transportmechanismen in den wenigen Minuten nach Deposition nicht wirksam werden. Mit Hilfe dieses Testes läßt sich eindrücklich nachweisen, wie die Permeabilität der Luft-/Blutschranke beim Raucher um einen Faktor 3 größer ist als beim Nichtraucher, daß die Permeabilitätsstörung dosisabhängig ist (Abb. 1 und 2) und daß ähnliche Permeabilitätsstörungen bei einer Reihe von anderen Substanzen, etwa Reizgasen und Allergenen, zum Tragen kommen.

Dieser Nachweis einer vermehrten ›Leckage‹ im Bereich der Luft-/Blutschranke der Lunge liefert auch die Erklärung dafür, weswegen wir etwa bei Patienten mit einer Tierhaarallergie nach Einatmung des Allergens so rasch einen Bronchospasmus bekommen: aufgrund des Konzeptes der Heterogenität der Mastzellen, welche auf dem Nachweis von Mastzellen nicht nur im Bereich der Submukosa, sondern auch im Bronchialschleim selbst beruht, muß man annehmen, daß der Initialkontakt des Allergens mit der sensibilisierten Mastzelle im Bronchialschleim erfolgt, diese über Mediatoren zu einer Permeabilitätssteigerung der Bronchusmukosa führt (›tight junctions‹ werden zu ›leaky junctions‹) und somit sehr rasch auch die in der Submukosa befindlichen, IgE-Antikörper-besetzten Mastzellen erreicht werden. Wie wir heute annehmen sind dabei nicht nur das Histamin, sondern auch die Leuko-

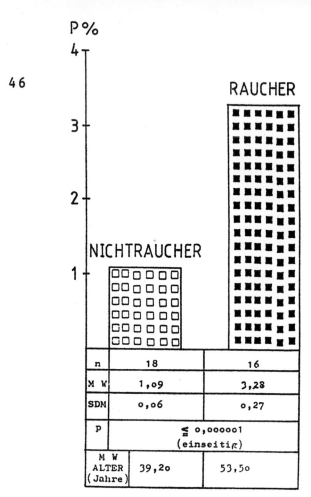

Abb. 1 Vergleich des Permeabilitätsindex (P% = Abfall der über der Lunge registrierten Radioaktivität in den ersten 7,5 Minuten in Prozent des Ausgangswertes) bei lungengesunden Nichtrauchern und Rauchern.

triene (C 4/D 4/E 4), die Prostaglandine und der ›platelet activating factor‹ (PAF) beteiligt und dies nicht nur an den ›tight junctions‹: über den permeabilitätssteigernden Effekt hinaus stimulieren sie direkt die ›irritant

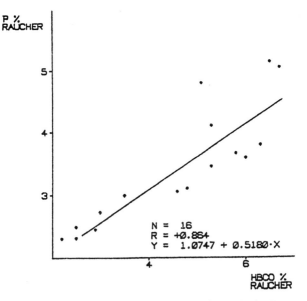

Abb. 2 Beziehung zwischen Permeabilitätsindex (P%) der Lunge und HbCO-Gehalt im Blut bei Rauchern.

receptors‹ und induzieren außerdem auf direktem Wege eine Erhöhung des Bronchotonus der glatten Muskelzelle (Abb. 3).

Störung im Bereich der Afferenzen

Hypertrophie und/oder Hyperplasie der glatten Muskulatur des Bronchialbaums sind bei chronischen Erkrankungen der Atemwege, insbesondere bei länger bestehendem Asthma bronchiale als Ursache zwar denkbar, werden heute jedoch meist als Folge eines länger bestehenden Bronchialtonus gedeutet. In der Diskussion ist eine Typänderung der Zusammensetzung der glatten Muskulatur, möglicherweise angeboren im Sinne einer Verschiebung der sogenannten mul-

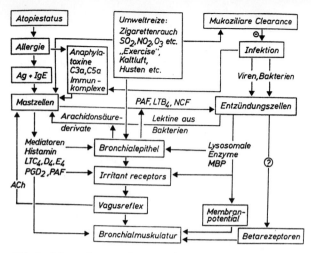

Abb. 3 Schema der Interaktion einzelner pathogenetischer Mechanismen bei Entstehung eines hyperreagiblen Bronchialsystems und Auslösung einer Bronchokonstriktion bei vorhandenem hyperreaktiven Bronchialsystem (nach [15]).

ti-unit Muskelzellen zugunsten der sogenannten single-unit Muskelzellen. Letztere reagieren weit stärker auf Mediatoren.

Veränderung der zentralen Umschaltung des vagalen Reizes

Die dritte Möglichkeit, daß bei ungestörter Efferenz und Afferenz die zentrale Umschaltung ›hyperreaktiv‹ sei, läßt sich derzeit weder beweisen noch widerlegen, auch wenn die Vorstellung reizvoll ist und ein Bündel von bisher ungeklärten Befunden, insbesondere des psychogenen Asthmaanfalls, der Konditionierung, der zirkadianen Rhythmen darüber einleuchtend erklärt werden könnte. Auch ist die Bedeutung einer autonomen Polyneuropathie, wie sie als Komplikation etwa beim Diabetes mellitus bekannt ist, für die vorliegende Fragestellung noch nicht untersucht.

Funktionsuntersuchungen

Obwohl die Prüfung der unspezifischen bronchialen Hyperaktivität beim Menschen heute für die Pathophysiologen, Pharmakologen, Pneumologen und Arbeitsmediziner zum täglichen Instrumentar zählt, sind viele Probleme bei der Setzung des Reizes, der Messung der Reizantwort und der Interpretation der Ergebnisse noch unklar, zumindest nicht standardisiert. Im folgenden soll deswegen auf einige methodische Probleme eingegangen werden.

Reizsetzung

Von den Reizen, welche eine bronchiale Hyperreaktivität auslösen, kommen für einen brauchbaren klinischen Test nur solche in Frage, die reproduzierbare und quantifizierbare Ergebnisse liefern, für den Patienten aber ungefährlich sind.

Die systemische Gabe von bronchoaktiven Medikamenten hat eine Reihe von Nachteilen, zum einen führen sie zur Freisetzung von Katecholaminen aus der Nebennierenrinde, zum anderen kann es zu einem Abfall des Blutdrucks durch Reizung von Barorezeptoren etwa durch Histamin kommen und zum dritten können eine Reihe von Medikamenten, wie etwa Azetylcholin, bei ihrer Passage durch das Lungenstrombett inaktiviert werden. Deswegen ist die inhalative Applikation von bronchokonstriktorischen Pharmaka heute die Methode der Wahl.

Azetylcholin hat den Nachteil, in Lösungen unstabil und wenig haltbar zu sein, es wird im Organismus auch sofort cholinesteraseinaktiviert. *Metacholin* und *Carbachol* führen über Stimulation der muskarinen Rezeptoren des glatten Muskels zur Bronchokonstriktion. Beide Substanzen sind im Gegensatz zum Azetylcholin wegen ihrer kumulativen Wirkung zur Erstellung von Dosiswirkungskurven geeignet. Ihr Effekt an glatten Muskeln ist durch Atropin sofort aufzuheben. Für praktische Zwecke sind die Lösungen beider Substanzen bei Eisschranktemperatur über Monate stabil.

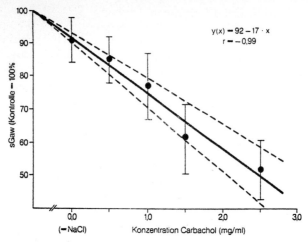

Abb. 4 Der Bronchotonus in Abhängigkeit von inhaliertem Carbachol in steigender Konzentration bei 27 lungengesunden, nichtaller-
gischen Probanden. Die Inhalation mit steigenden Carbacholdosen
erfolgte standardisiert über einen Ultraschallvernebler (0,5%, 1,0%,
1,5%, 2,5%) die Messung der Reizantwort erfolgte im Ganzkörperplethysmographen unter Bestimmung der spezifischen Conductance
der Atemwege (sG_{aw} = $1/R_{aw}$ × FRC), also des Reziprokwertes des
Atemwegswiderstandes (R_{aw}), korrigiert um das aktuelle Lungenvolumen (FRC). Der Ausgangswert vor Inhalation wurde gleich 100%
gesetzt, der Abfall ist nach der Regressionsgleichung y = 92−17 × x
an jedem Punkt ablesbar.

Histamin löst in äquipotenten Dosen inhaliert
einen gleichstarken Bronchospasmus wie die beiden
obengenannten Parasympathikomimetika aus. Nachteilig beim Histamin ist die starke Hustenprovokation.
   Die *Applikation* der oben angegebenen Substanzen auf inhalativem Wege in die Atemwege birgt eine
Reihe von physikalischen und physiologischen Problemen. Faktoren, welche Ort, Art und Menge der Deposition eines eingeatmeten Aerosols in der Lunge be-
stimmen, sind
   − die physikalischen Eigenschaften des Aerosols
(Tröpfchengröße, Nebeldichte, Ladung),

– die physiologischen Variablen der Atmung (Atemströmung, Strömungsgeschwindigkeit, Lungenvolumen) und

– die morphologisch vorgegebene Atemwegsgeometrie.

Eine exakte Messung der applizierten Dosis des zu prüfenden Pharmakons ist selbst beim trainierten Lungengesunden nicht möglich, wir können immer nur die Menge des vernebelten Pharmakons angeben. Trotz der erheblichen methodischen Unterschiede ist es erstaunlich, daß die Reproduzierbarkeit inhalativer unspezifischer Bronchusprovokationstestungen relativ gut ist. Eine Standardisierung des Verneblers, der dazugehörigen Schlauchleitungen und der Inhalationstechnik (intermittierend – kontinuierlich, Inspirationszeit, Atemzugvolumen, Apnoe nach Inhalation) ist unabdingbar.

Von den mannigfachen Reaktionen der Bronchialschleimhaut auf den pharmakologischen Reiz wird im allgemeinen nur die Bronchokonstriktion gemessen.

Die Wahl des *Meßverfahrens* hängt ab von den jeweiligen Voraussetzungen des Labors, der Fragestellung, der Kooperation des Patienten und der Art der Anwendung. Im allgemeinen genügt der Atemstoß (FEV_1); nachteilig bei diesem Test ist jedoch, daß er eine maximale Inspiration und eine forcierte Ausatmung beinhaltet, beides Manöver, welche beim hyperreagiblen Bronchialsystem sowohl Bronchodilatation wie auch Bronchospasmus auslösen können. Die sensitivste Methode ist die Bestimmung des Atemwegswiderstandes im Ganzkörperplethysmographen. Sie gibt gleichzeitig mit der Bestimmung der funktionellen Residualkapazität einen recht guten Eindruck über die Atemwegsgeometrie und erleichtert damit die Interpretation wesentlich.

Bei der *Auswertung* genügt für viele klinische Fragestellungen die einmalige Applikation einer fixen Dosis des zu testenden Pharmakons und die Messung der Änderung des Atemstoßes gegenüber dem Ausgangswert. Es hat sich heute durchgesetzt, von ›Hyperreaktivität‹ zu sprechen, wenn der Atemstoß nach Inhalation einer 2%igen Histaminlösung um 15% abfällt oder der Atemwegswiderstand nach Inhalation einer 2–3%igen Azetylcholinlösung gegenüber dem Ausgangswert sich verdoppelt. Für differenziertere Fragestellungen ist die Erstellung einer Dosiswirkungskurve zu empfehlen. Aus dieser lassen sich bestimmte Punkte herausgreifen, etwa die PC_{20}, also diejenige Provokations-Konzentration des Pharmakons, die erforderlich ist, um eine 20%ige Reduktion des Atemstoßes gegenüber dem Ausgangswert auszulösen.

Weiterhin kann man differenzieren in ›bronchiale Sensitivität‹ und ›bronchiale Reagibilität‹ nach Orehek. Dabei wird zunächst die lineare Abhängigkeit der Bronchokonstriktion vom Pharmakon durch Umrechnung von spezifischer Resistance auf spezifische Conductance erreicht. Es wird dann nicht nur die Dosis errechnet, die zu einer bestimmten Änderung der Conductance führt (etwa die PC_{20} oder die PC_{60}), sondern auch die Steilheit der Kurve bestimmt. Die *bronchiale Sensitivität* ist dann definiert als die Dosis eines bronchokonstriktiv wirksamen Pharmakons, die eine Reizantwort als Bronchokonstriktion auslöst.

Sie wird angegeben als PC_{25} und PC_{60}, also diejenige Provokationskonzentration von Carbachol, die eine 25%ige bzw. 60%ige Reduktion der Leitfähigkeit gegenüber dem Ausgangswert auslöst. Die Autoren halten diese für einen Ausdruck der ›präjunktionalen‹ Rezeptoreigenschaften, z. B. durch Änderung der Reizschwelle der ›irritant receptors‹.

Die *bronchiale Reagibilität* wird beschrieben als Zunahme der Bronchokonstriktion bei steigender Dosis des Pharmakons, also Ausdruck der Steilheit der Dosiswirkungskurve. Sie wird gedeutet als Ausdruck der Änderung der ›postjunktionalen‹ Rezeptoreigenschaften, also etwa durch Änderung der Dehnungslängeneigenschaften des glatten Muskels.

Die Abbildung 5 soll dies erläutern: es sind fiktive Dosiswirkungskurven von drei Probanden (A, B, C)

74

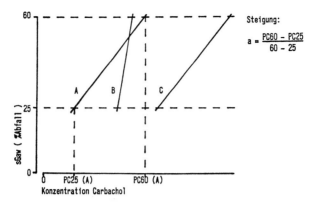

Abb. 5 Fiktive Dosiswirkungskurven von drei Probanden (A, B, C), Einzelheiten siehe Text.

aufgetragen. Proband A zeigt eine hohe bronchiale Sensitivität, das heißt, die Pc_{25} ist klein. Proband B hat eine hohe Reagibilität, das heißt, die Steigung ›a‹ ist groß. Proband A und B haben aber die gleiche bronchiale Reagibilität, Proband C hat eine geringere Sensitivität als A.

Die Anwendung des Orehek'schen Konzeptes bei vorbestehender Einengung des Gesamtquerschnittes der Atemwege ist nicht statthaft.

Klinische Nutzanwendung

Die bronchiale Hyperreaktivität ist kein asthmaspezifisches Symptom, sondern wird mit wechselnder Häufigkeit bei einer Reihe von anderen Erkrankungen beobachtet: so reagieren bis zu 80% aller Patienten mit Pollinose ohne Erkrankung der intrathorakalen Atemwege positiv, bei Silikotikern bis zu 33%, bei Patienten mit endogenem Ekzem ohne Asthma bis zu 61%, chronische Bronchitiker in wechselnder Häufigkeit von 10% bis 48%. Umgekehrt wird man im klinischen Alltag immer wieder mit der Tatsache konfrontiert, daß bei einem eindeutig asthmakranken Patienten die

Hyperreaktivitätsteste, sei es mit Histamin, sei es mit Carbachol, negativ verlaufen. Sieht man davon ab, daß der Test durch zu spätes Absetzen protektiver Medikamente falsch negativ ausgefallen ist, können nur zwei Erklärungen diesen Befund, der so gar nicht in unser derzeitiges pathophysiologisches Konzept passen will, erkären:

Zum einen könnten die zu Asthmaerkrankung führenden Pathomechanismen, nämlich Atemwegshyperreaktivität und bronchokonstriktorischer Stimulus, nicht notwendigerweise miteinander verbunden sein, das heißt, es könnte auch einmal ein stark bronchokonstriktorischer Stimulus einen Bronchospasmus auslösen, auch wenn keine Hyperreaktivität vorliegt und umgekehrt könnten Patienten mit Hyperreaktivität der Atemwege Asthma entwickeln, ohne daß ein bronchokonstriktorischer Stimulus vorliegt. Eine zweite Erklärung, die kürzlich in einem Editorial angeboten wurde, beruht auf einem methodischen Argument: der Atemstoß, der zumeist als Reizantwort herangezogen wird, kann durch das vorangegangene tiefe inspiratorische Manöver bei einer nicht unbeträchtlichen Anzahl von Asthmatikern eine Bronchodilatation erzeugen, welche den dann folgenden bronchokonstriktorischen Reiz maskiert.

Über das Spektrum der derzeit untersuchten vorwiegend bronchopulmonalen Erkrankungen hinaus kennen wir eine Vielzahl von Störfaktoren, welche eine bronchiale Hyperreagibilität verursachen können oder welche bei vorhandener bronchialer Hyperreagibilität eine Bronchokonstriktion auslösen können. Sie sind in Tabelle 1 aufgeführt. Die Liste muß jedoch laufend erweitert werden. Die Kenntnis des Mechanismus der Erzeugung und Auslösung einer bronchialen Hyperreaktivität ist nicht nur von theoretischem Interesse, sie hat auch eine Reihe von praktischen Konsequenzen für Diagnostik und Therapie (Tab. 2).

Tab. 2 Indikationen zur Durchführung des unspezifischen bronchialen Provokationstestes.

Diagnostik
– Husten unklarer Genese
– Atemnot unklarer Genese

Therapieplanung (β-Blocker)

Prognoseabschätzung
– Ausmaß der Hyperreagibilität
– Berufswahl (Bergbau, Chemische Industrie)

Begutachtung
– Schweregrad der Hyperreagibilität
– Objektivierung der Atembeschwerden

Schlußfolgerungen

Die bronchiale Hyperreaktivität, definiert als eine zur Stärke des Reizes überproportionale Kontraktion der Bronchialmuskulatur, steht im Mittelpunkt der Pathogenese des Asthma bronchiale. Die Liste der Substanzen, welche eine bronchiale Hyperreaktivität verursachen oder einen bronchokonstriktorischen Reiz bei vorhandener bronchialer Hyperreaktivität zur Auslösung bringen, muß laufend erweitert werden.

Am bedeutsamsten sind Infektion und Allergie. Sie induzieren primär eine Permeabilitätsstörung der Atemwegsmukosa, welche zu einer Herabsetzung der Reizschwelle der ›irritant receptors‹ führt und die vagal geleitete Reflex-Bronchokonstriktion verstärkt. Bei der Fülle der physikalischen, chemischen und physiologischen Variablen ist bei Durchführung von bronchialen Provokationstests mit bronchokonstriktorisch wirksamen Pharmaka eine strikte Standardisierung der Methodik erforderlich. Bei vernünftiger Interpretation auf der Basis gesicherten pathophysiologischen Wissens sind die Ergebnisse solcher Tests für die Diagnostik, Therapieplanung, Prognosestellung und sozialmedizinische Fragen wertvoll.

LITERATUR

[1] *Benson M. K.:* Bronchial hyperreacitivity. Brit. J. Dis. Chest *69*, 227–239 (1975).

[2] *Boushey H. A., M. J. Holtzman, J. R. Sheller, J. A. Nadel:* Bronchial hyperreactivity. Amer. Rev. Respir. Dis. *121*, 389 (1980).

[3] *Cockroft D. W., R. E. Ruffin, J. Dolovich, F. E. Hargreave:* Allergen-induced increase in non-allergic bronchial reactivity. Clin. Allergy *7*, 503 (1977).

[4] *Empey D. W., L. A. Laitinen, L. Jacobs, E. M. Gold, J. A. Nadel:* Mechanisms of bronchial hyperreactivity in normal subjects after upper respiratory tract infection. Amer. Rev. Respir. Dis. *113*, 131 (1976).

[5] *Gerrard J. W., D. W. Cockcroft, J. T. Mink, D. J. Cotton, R. Poonavala, J. A. Dosman:* Increased nonspecific bronchial reactivity in cigarette smokers with normal lung function. Amer. Rev. Respir. Dis. *122*, 577–581 (1980).

[6] *Golden J. A., J. A. Nadel, H. A. Boushey:* Bronchial hyperirritability in healthy subjects after exposure to ozone. Amer. Rev. Respir. Dis. *118*, 287 (1978).

[7] *Hartmann, et al.:* Modulation of histamine induced bronchoconstriction with inhaled, oral and intravenous clemastine in normal and asthmatic subjects. Thorax *36*, 737–740 (1981).

[8] *Hulbert W. C., D. C. Walker, A. Jackson, J. C. Hogg:* Airway permeability to horseradish peroxidase in guinea pigs: the repair phase after injury by cigarette smoke. Amer. Rev. Respir. Dis. *123*, 320 (1981).

[9] *König W.:* Die Arachidonsäure: Informationsträger bei der Entzündungsreaktion zwischen Mastzellen, Neutrophilen und Eosinophilen. Allergologie *5*, 151 (1982).

[10] *Konietzko N., J. Kraft:* Bronchiale Hyperreagibilität. Therapiewoche *33*, 3985–3988 (1983).

[11] *Kropp G. J. A., et al.:* Guidelines for bronchial inhalation challenges with pharmakologic and antigenic agents. ATS News *6*, 11–19 (1980).

[12] *Laitinen A., et al.:* Damage of the airway epithelium and bronchial reactivity in patients with asthma. Amer. Rev. Respir. Dis. *131*, 599–606 (1985).

[13] *Liedtke M., R. Meek, N. Konietzko:* Permeabilität der Luft-/

Blutschranke der Lunge bei gesunden Rauchern und Nichtrauchern. Prax. Klin. Pneumol. *39*, 949–950 (1985).

[14] *Newhouse M., F. E. Hargreave:* Asthma-Provokationstests. Atemwegs- und Lungenkrankheiten *6*, 308–312 (1980).

[15] *Nolte N., F. Kummer, P. Dorow:* Asthma bronchiale – Pathophysiologie, Klinik, Therapie. Urban & Schwarzenberg, München 1986.

[16] *Orehek J., J. P. Massari, P. Gayrard, C. Grimaud, J. Charpin:* Effect of short-term, low level nitrogen dioxide exposure on bronchial sensitiviy in asthmatic patients. J. clin. Invest. *57*, 301 (1976).

[17] *Orehek J., et al.:* Airway response to Carbachol in normal and asthmatic subjects. Amer. Rev. Respir. Dis. *115*, 937–943 (1977).

[18] *Orehek J.:* Asthma without airway hyperreactivity: fact or artefact? Eur. J. Respir. Dis. *63*, 1–4 (1982).

[19] *Ryan, et al.:* Standardisation of inhalation provocationstest: 2 techniques of aerosol generation and inhalation compared. Amer. Rev. Respir. Dis. *123*, 195–199 (1981).

[20] *Sill V., K. Lanser:* Der Bronchomotorentonus. Prax. Klin. Pneumol. *35*, 61–70 (1981).

[21] *Szentivanyi A., J. Szentivanyi:* Neuester Stand der Rezeptorentheorie bei Atopie. Allergologie *6*, 155 (1983).

[22] *Ulmer W. T.:* Inhalative Noxen: Schwefeldioxyd. In: Ulmer W. T. (Hrsg.): Verh. Ges. Lungen- u. Atmungsforsch. Bd. 4. Springer, Berlin 1974, S. 83.

[23] *Ulmer W. T.:* Bedeutung der Hyperreagibilität für Diagnostik und Therapie obstruktiver Atemwegserkrankungen. Pharmakotherapie *5*, 185–190 (1981).

[24] *Ulmer W. T., M. S. Islam, I. Zimmermann:* Das überempfindliche Bronchialsystem. Med. Klin. *72*, 1049 (1977).

Diskussion

MAGNUSSEN: Ich möchte eine Ergänzung machen, die die Beziehung zwischen der bronchialen Hyperreaktivität und der Erkennung eines Asthma bronchiale betrifft. Patienten mit Asthma bronchiale müssen nicht unbedingt eine bronchiale Hyperreaktivität aufweisen. Dies gilt für Krankheitsphasen, in denen keine Beschwerden vorliegen. Ein Patient, der gegenüber Tierhaaren allergisch reagiert, jedoch jeden Kontakt zu den Tieren vermeidet, wird auch keine asthmatischen Beschwerden haben. In dieser Phase besteht vermutlich auch keine Überempfindlichkeit der Atemwege. Findet jedoch ein erneuter Tierhaarkontakt statt, der einen Asthmaanfall auslöst, so kann die Folge dieses Allergenkontaktes die Entwicklung einer bronchialen Überempfindlichkeit sein. Die allergeninduzierte bronchiale Überempfindlichkeit kann dann in der Folgezeit Symptome erklären, die nicht auf einen unmittelbaren Allergenkontakt zurückgeführt werden müssen.

KONIETZKO: Nach langer Allergenkarenz und starker Aggressivität des Allergens kann eine erneute Exposition einen Asthmaanfall auslösen, auch wenn in der Zwischenzeit und zum Zeitpunkt der erneuten Allergenexposition keine unspezifische bronchiale Hyperreagibilität vorlag. Bei sehr potenten Allergenen, wie etwa bei Isozyanaten kann es sogar beim ersten Kontakt zu Symptomen kommen, auch bei primärer Normoreaktivität der Atemwege. Die Grenzen zum chemisch irritativen Asthma werden hier fließend. Während diese beiden, eben skizzierten Konstellationen über den Mechanismus eines alles überspielenden Stimulus erklärbar sind, bekommen wir Probleme mit unseren pathophysiologischen Vorstellungen von Allergie und Hyperreagibilität bei den sicherlich seltenen Fällen, bei denen eine eindeutige asthmatische Dauersymptomatik dokumentierbar ist, aber eine Hyperreagibilität im Labortest nicht nachweisbar ist. Für diesen

Fall habe ich außer den in meinem Vortrag genannten Mechanismen keine Erklärung.

MAGNUSSEN: Zahlreiche Stimuli können das Phänomen der bronchialen Überempfindlichkeit verdeutlichen. So gibt es eine Histamin-, Azetylcholin-, SO_2 und Anstrengungs-induzierbare Bronchokonstriktion. Obwohl eine bronchokonstriktorische Reaktion auf diese Stimuli stets die Überempfindlichkeit der Atemwege anzeigt, ist die Stärke der verschiedenen Formen der bronchialen Überempfindlichkeit nicht unbedingt korreliert. So können z. B. Patienten mit Asthma bronchiale eine ausgeprägte SO_2-induzierte Bronchokonstriktion erleben, während die Atemwegsreaktion auf inhalierbares Histamin nahezu normal ist.

KONIETZKO: Mit »Labortest« meine ich alle standardisierten methodischen Variationen, welche derzeit zur Testung der bronchialen Hyperreagibilität – einschließlich verschiedener Stimuli – in der klinischen Routine Anwendung finden.

PETRO: Mitunter scheint es sehr wichtig, auch die Klinik mit zu berücksichtigen, nicht nur die Funktion. Es ist zu fragen, ob tatsächlich Husten und Zeichen von Atemnot bestehen oder nicht.

KONIETZKO: Nein!

PETRO: Ich meine ja.

KONIETZKO: Das wird aber schwierig und verwässert das Krankheitsbild des Asthma bronchiale und das Symptom der bronchialen Hyperreagibilität noch weiter.

PETRO: Sollte man nicht doch neben dem funktionellen Substrat auch einen klinischen Score angeben?

KONIETZKO: Das wäre zu prüfen, ich habe Vorbehalte. Wir selbst tun es nicht.

PETRO: Herr Konietzko, in Ihrem Abstract schreiben Sie aber, »... sind doch auch Husten, Hyperpnoe, vermehrte Produktion viskösen Sekretes und eventuell Laryngospasmus Ausdruck der Hyperreagibilität«. Also doch Klinik?

KONIETZKO: Habe ich das so beschrieben?

PETRO: Ja.

ULMER: So ist das – man vergißt leicht, was man geschrieben hat. Ich wollte noch auf etwas anderes hinweisen: Es gibt eindeutig Patienten, die mit den Strömungswiderständen auf all diese Reize nicht ansteigen, aber mit dem Sauerstoffdruck massiv abfallen. Das sind 20%, und dann sagen wir, die sind nicht hyperreagibel, natürlich in Richtung Bronchialobstruktion, was wir da messen, aber mit ihren kleinen Atemwegen können die massiv hyperreagibel sein. Solchen Patienten tun wir Unrecht. 20% zeigen, Herr Schultze-Werninghaus hat das auch beschrieben, dieses Phänomen.

PETRO: Herr Konietzko, Sie hatten uns die Befunde gezeigt, mit der »Leckage«. Meine Frage bezieht sich auf den Vergleich von Rauchern und Gesunden. Haben Ihre Provokationsuntersuchungen bei Patienten mit »Leckage« eine vermehrte Hyperreaktivität gezeigt? Gibt es auch Raucher ohne »Leckage« und findet man bei diesen dann auch keine Hyperreaktivität?

KONIETZKO: Sehr gute Frage! Symptomlose Raucher zeigen Hyperreagibilität auf Histamin und symptomlose Raucher haben, wie gezeigt, eine erhöhte bronchopulmonale Leckage, also eine erhöhte Permeabilität der Luft-Blutschranke im Bereich der Atemwege und Alveolen. Zu meinem Wissen sind beide Tests bei der gleichen Population nicht simultan durchgeführt worden. Das würde uns aber sehr befriedigen, wenn wir eine gute Korrelation fänden.

Dosiswirkungsbeziehung der Oxitropiumbromid-Inhalationslösung bei Patienten mit chronisch-obstruktiver Atemwegserkrankung

P. Dorow

Einleitung

Die Therapie des Asthma bronchiale wie auch anderer Formen der chronisch-obstruktiven Atemwegserkrankung mit Anticholinergika ist dann sinnvoll, wenn zumindestens teilweise die Bronchialobstruktion durch die Stimulation cholinerger Rezeptoren verursacht ist [1, 4, 5, 6]. Oxitropiumbromid (OTB) ist eine anticholinerge Substanz, (8r)-6β, 7β-Epoxy-8-äthyl-3α-[(-)tropoyloxy]-1αH, 5αH-tropaniumbromid, die Ähnlichkeit zum Grundgerüst des Skopolamins erkennen läßt. Zahlreiche Autoren [2, 3, 4, 7] konnten die bronchodilatatorische Wirkung von OTB bestätigen.

Mit der vorliegenden Studie wurde versucht, die Wirkung von OTB per inhalationem anhand von Dosiswirkungskurven zu prüfen.

Methodik (A)

Zu diesem Zwecke wurden 12 Patienten aus der Lungensprechstunde unserer Abteilung im Alter von 37–77 Jahren mit chronisch-obstruktiver Bronchitis ambulant untersucht. Voraussetzung für die Aufnahme der Patienten in die Studie war, daß im Vorversuch mit zwei Hub Fenoterol eine Besserung der 1-Sekundenkapazität ($FEV_{1,0}$) um mindestens 15% eintrat. Die Patienten wurden dann in die randomisierte cross-over-Studie einbezogen, die sechs Untersuchungstage mit einem viertägigen Intervall umfaßte. Die Patienten inhalierten über Pari folgende Dosierungen:

0 µg (= Plazebo), 50 µg, 200 µg, 500 µg, 1000 µg Oxitropiumbromid.

Die OTB-Inhalationslösung enthielt 1500 µg/ml. 1 ml der Lösung entsprach 30 Tropfen, 1 Tropfen 50 µg. Der Vernebleransatz wurde mit 0,9%igem NaCL auf 2 ml verdünnt.

Vor Applikationen sowie 30, 60, 90, 120, 240, 360 und 480 Minuten nach Inhalation wurde die 1-Sekundenkapazität ($FEV_{1,0}$), die inspiratorische Vitalkapazität (IVC), der Atemwegswiderstand (R_t), das thorakale Gasvolumen (TGV), der peak exspiratory flow (PEF), der Blutdruck nach Riva Rocci und die Herzfrequenz bestimmt.

Patienten mit Begleiterkrankung des kardiovaskulären Systems wurden in die Studie nicht aufgenommen. Ebenso durften die Patienten in den letzten vier Wochen vor Prüfbeginn keine Kortikosteroide, DNCG oder Ketotifen genommen haben. Die Benutzung von β_2-Adrenergika war grundsätzlich erlaubt.

12 Stunden vor dem jeweiligen Untersuchungstag sowie am Prüfungstag selbst durften keine β_2-Adrenerika (inhalativ/oral) benutzt werden.

Die statistische Auswertung überprüft die Vergleichbarkeit der Vorbefunde an den sechs Untersuchungstagen in zeitlicher Folge bzw. in Folge der Prüfmedikationen.

Vergleichbarkeit voraussetzend, erfolgt eine varianzanalytische Auswertung im Blockversuch (repeated measures). Dabei werden sowohl die Meßparameter selbst als auch – im Falle der pneumologischen Untersuchungen – ihre relative Abweichung gegenüber dem Vorbefund betrachtet. Lagen Inhomogenitäten vor, wurden deren Auswirkungen untersucht und – sofern möglich – durch homogenisierende Maßnahmen aufgehoben. Ansprech- bzw. Nebenwirkungsraten wurden mit Cochran's Q-Test ausgewertet, Ansprechdauern mit der Friedmanschen Varianzanalyse.

Tests wurden auf dem 5%-Niveau durchgeführt. Überschreitungswahrscheinlichkeiten wurden explizit ausgewertet, p-Werte $< 0,001$ allerdings nicht präzisiert.

Die Patienten wurden über den Sinn und die Durchführung der Studie aufgeklärt und erteilten ihr Einverständnis.

Ergebnisse

Im Vortest betrug der mittlere $FEV_{1,0}$ 1,62 l (Minimum 1,17 l, Maximum 2,12 l). 15 Minuten nach zwei Hub Fenoterol kam es zu einem Anstieg des mittleren $FEV_{1,0}$ auf 2,2 l (Minimum 1,54 l, Maximum 2,94 l). Das entspricht einer relativen Zunahme von 35,8%.

Die Homogenitätsprüfung der Lungenfunktionsparameter ergab, daß vor den sechs Dosisstufen homogene Befunde ($p > 0,4$) für jeden der untersuchten Parameter bestanden. Somit lagen vergleichbare Voraussetzungen für die Gegenüberstellung der OTB-Dosierungen vor.

Unter den sechs Dosisstufen der Inhalationslösung wurden differierende Wirkungen auf die Lungenfunktionsparameter (FEV, R_t, SG_{aw}, PEF) beobachtet. Diese manifestierten sich als klare Dosis-Wirkungsbeziehung.

Die 1-Sekundenkapazität überstieg den individuellen Vorwert in folgenden Frequenzen um wenigstens 15%:

$\quad\quad$ 0 µg : –
$\quad\quad$ 50 µg : –
$\quad\quad$ 100 µg : –
$\quad\quad$ 200 µg : 5
$\quad\quad$ 500 µg : 6
$\quad\quad$ 1000 µg : 9

Die Dauer des Überschreitens dieser Grenze betrug:

    0 µg : 0,00 h
    50 µg : 0,00 h
    100 µg : 0,00 h
    200 µg : 0,60 h
    500 µg : 1,28 h
    1000 µg : 3,78 h

Das Maximum der Änderung gegenüber dem individuellen Vorwert betrug im Mittel:

    0 µg : 2,8%
    50 µg : 5,4%
    100 µg : 8,1%
    200 µg : 11,5%
    500 µg : 13,0%
    1000 µg : 23,5%

Als mediane Wirkintegrale errechneten wir

    0 µg : 2,1% * h
    50 µg : 11,3% * h
    100 µg : 26,1% * h
    200 µg : 44,5% * h
    500 µg : 53,6% * h
    1000 µg : 128,0% * h

Der Atemwegswiderstand nahm in folgenden Frequenzen um wenigstens 15% vom individuellen Vorwert ab

    0 µg : –
    50 µg : 1
    100 µg : 3
    200 µg : 6
    500 µg : 7
    1000 µg : 10

Die Dauer des Überschreitens dieser Grenze betrug

    0 µg : 0,00 h
    50 µg : 0,24 h
    100 µg : 0,88 h
    200 µg : 2,14 h
    500 µg : 2,15 h
    1000 µg : 4,45 h

Das Maximum der Abnahme gegenüber dem individuellen Vorwert betrug im Mittel

0 µg : 3,9%
50 µg : 7,4%
100 µg : 11,8%
200 µg : 13,8%
500 µg : 17,5%
1000 µg : 26,9%

Als mediane Wirkintegrale errechneten wir

0 µg : 9,1% * h
50 µg : 20,8% * h
100 µg : 40,5% * h
200 µg : 63,8% * h
500 µg : 65,7% * h
1000 µg : 156,5% * h

Das Maximum der Zunahme des peak exspiratorischen flow betrug im Mittel

0 µg : 3,2%
50 µg : 3,8%
100 µg : 6,3%
200 µg : 6,9%
500 µg : 15,4%
1000 µg : 14,8%

Für alle Lungenfunktionsparameter bestanden signifikante Wechselwirkungen zwischen Dosis und Zeit, die lediglich für IVC gering schwächer ausgeprägt waren. Die Wechselwirkungen deuten daraufhin, daß die Mittelwertskurven nach Inhalation der verschiedenen OTB-Dosen nicht parallel verlaufen.

Es wurden unterschiedliche Effekte der sechs Dosisstufen registriert. Dies führt bei homogenen Vorbefunden dazu, daß auch die mittleren Niveaus der Parameter unter den Dosierungen signifikant differieren. Maßgeblich für den Vergleich der Dosisstufen bleibt die Wechselwirkung. Die graphische Darstellung der Mittelwerte in den Abbildungen 1–4 weisen auf das Bestehen einer Dosiswirkungsbeziehung hin.

Die Abbildung 5 und 6 gibt die mittlere relative Änderung der 1-Sekundenkapazität und des Atemwegswiderstandes wieder.

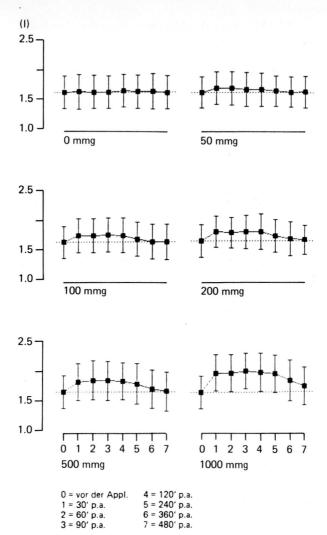

Abb. 1 FEV$_{1,0}$ ($\bar{x} \pm$ S.D.) unter der Behandlung mit OTB, n = 12, chronisch-obstruktive Bronchitis.

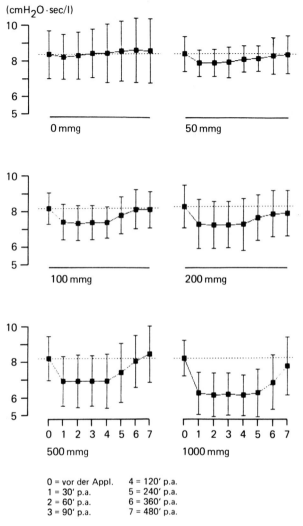

Abb. 2   R_t ($\bar{x} \pm$ S.D.) unter der Behandlung mit OTB, n = 12, chronisch-obstruktive Bronchitis.

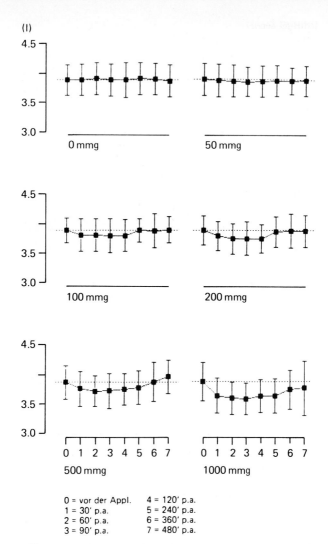

(l)

4.5
3.5
3.0
0 mmg

50 mmg

4.5
3.5
3.0
100 mmg

200 mmg

4.5
3.5
3.0
0 1 2 3 4 5 6 7

500 mmg

0 1 2 3 4 5 6 7

1000 mmg

0 = vor der Appl.   4 = 120' p.a.
1 = 30' p.a.   5 = 240' p.a.
2 = 60' p.a.   6 = 360' p.a.
3 = 90' p.a.   7 = 480' p.a.

Abb. 3   TGV ($\bar{x} \pm$ S.D.) unter der Behandlung mit OTB, n = 12, chronisch-obstruktive Bronchitis.

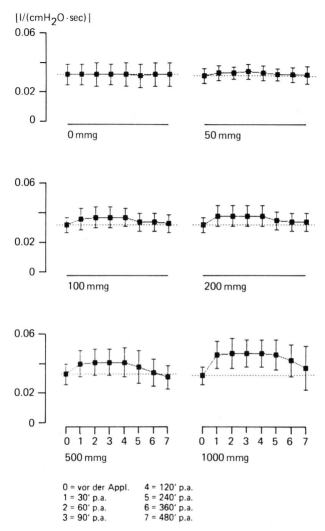

$[l/(cmH_2O \cdot sec)]$

0 mmg	50 mmg
100 mmg	200 mmg
500 mmg	1000 mmg

0 = vor der Appl.   4 = 120' p.a.
1 = 30' p.a.   5 = 240' p.a.
2 = 60' p.a.   6 = 360' p.a.
3 = 90' p.a.   7 = 480' p.a.

Abb. 4 SG_{aw} ($\bar{x} \pm$ S.D.) unter der Behandlung mit OTB, n = 12, chronisch-obstruktive Bronchitis.

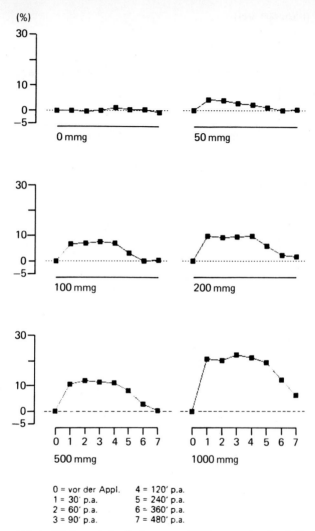

(%)

0 mmg

50 mmg

100 mmg

200 mmg

500 mmg

1000 mmg

0 = vor der Appl.	4 = 120′ p.a.
1 = 30′ p.a.	5 = 240′ p.a.
2 = 60′ p.a.	6 = 360′ p.a.
3 = 90′ p.a.	7 = 480′ p.a.

Abb. 5 Mittlere relative Änderung von $FEV_{1,0}$ gegenüber dem individuellen Vorwert unter der Behandlung mit OTB, n = 12, chronisch-obstruktive Bronchitis.

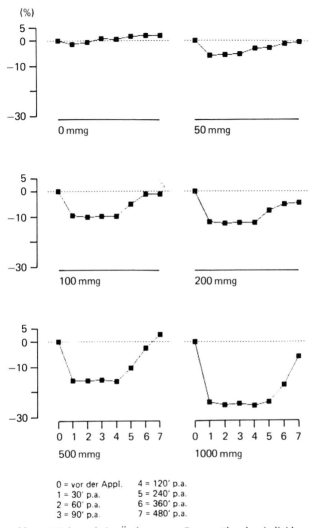

Abb. 6 Mittlere relative Änderung von R_t gegenüber dem individuellen Vorwert unter der Behandlung mit OTB, n = 12, chronisch-obstruktive Bronchitis.

Hinsichtlich der Wirkdauer (Abb. 7) bestehen signifikante Unterschiede, wenn im Falle des Atemwegswiderstandes auf das Kriterium $\Delta R_t \leq -15\%$ Bezug genommen wird. Eine Abnahme von R_t um wenigstens 25% wurde praktisch nur auf der höchsten Dosisstufe beobachtet, so daß der globale Trend statistisch unauffällig blieb. Im Paarvergleich erkennt man die Trennung der Dosisstufe 1000 μg von den weiteren. Klinisch relevante Einflüsse auf das Blutdruck- oder Herzfrequenzverhalten hatten die unterschiedlichen OTB-Dosierungen nicht. Nebenwirkungen wurden von den Patienten nicht angegeben. Aufgrund dieser Ergebnisse wurde eine weitergehende Untersuchung vorgenommen.

Methodik (B)

In dieser Studie wurden acht Patienten im Alter zwischen 36 und 56 Jahren mit chronisch obstruktiver Bronchitis ambulant untersucht. Unter Kenntnis der Ergebnisse der Untersuchung A kamen folgende OTB-Dosierungen zur Anwendung: 500 μg, 1000 μg, 1500 μg und 2000 μg. Die Lungenfunktion wurde vor sowie 30, 60, 90 und 120 Minuten nach Inhalation gemessen. Der Versuchsaufbau (Einschlußkriterien, Ausschlußkriterien, statistische Auswertung) entsprach der Methodik A.

Ergebnisse

Im Vorversuch betrug die mittlere 1-Sekundenkapazität 1,38 l (Minimum 0,98 l, Maximum 2,1 l). 15 Minuten nach zwei Hub Terbutalin kam es zum Anstieg der 1-Sekundenkapazität auf 1,77 l (Minimum 1,17 l, Maximum 2,89 l). Dies bedeutet eine relative prozentuale mittlere Zunahme von 27,7%. Nach Inhalation der verschiedenen OTB-Dosen ist tendenziell eine Dosiswirkungsbeziehung mit Wirkungsoptimum

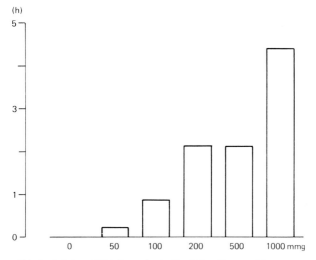

Abb. 7 Mittlere Wirkdauer bzgl. R_t (Schwelle − 15%), n = 12, chronisch-obstruktive Bronchitis.

bei der Stufe 1500 µg zu beobachten. Wie der Abbildung 8 zu entnehmen ist, lassen jedoch starke interindividuelle Streuungen eine Beurteilung lediglich aufgrund der Mittelwertsverläufe nicht zu.

Den Abbildungen 9 und 10 sind die mittleren relativen Änderungen des Atemwegswiderstandes und der 1-Sekundenkapazität gegenüber dem individuellen Nullwert zu entnehmen. Statistisch auffällige Niveauunterschiede ergaben sich für diese beiden Obstruktionsparameter jedoch nicht.

Betrachtet man die extremalen Änderungen (Tabelle 1) der Lungenfunktionsparameter (Zunahme: $FEV_{1,0}$, IVC, SG_{aw}, PEF; Abnahme: R_t, TGV), zeigen die individuell stärksten Effekte für die primären Zielparameter $FEV_{1,0}$ und R_t im Median zunächst eine mit der Dosis zunehmende Wirkung, die 2000 µg-Effekte fallen jedoch wieder ab.

Die in der Tabelle 2 ausgewiesenen Wirkdauern bestätigen die zuvor herausgestellte Dosiswirkungsbeziehung mit dem Wirkungsoptimum bei Dosisstufe

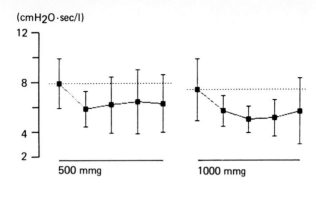

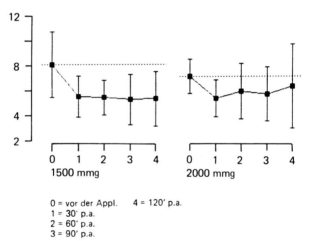

(cmH₂O·sec/l)

500 mmg

1000 mmg

1500 mmg

2000 mmg

0 = vor der Appl.   4 = 120' p.a.
1 = 30' p.a.
2 = 60' p.a.
3 = 90' p.a.

Abb. 8 R_t ($\bar{x} \pm$ S.D.) unter der Behandlung mit OTB, n = 8, chronisch-obstruktive Bronchitis.

1500 µg. Wie der Abbildung 11 zu entnehmen ist, verbessert sich die 1-Sekundenkapazität am längsten nach Inhalation von 1500 µg OTB.

Schlußfolgerung

Aus den vorliegenden Untersuchungsergebnissen an 12 und acht ambulanten Patienten ergaben sich folgende Aussagen:

96

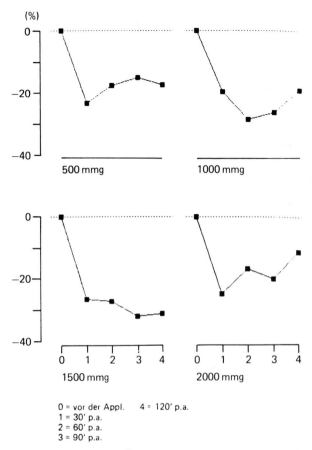

Abb. 9 Mittlere relative Änderung von R_t gegenüber dem individuellen Vorwert unter der Behandlung mit OTB, n = 8, chronisch-obstruktive Bronchitis.

In der ersten Studie (Methodik A) wurden unter den sechs Dosisstufen der Inhalationslösung differierende Wirkungen auf die Lungenfunktion beobachtet. Es ergaben sich signifikante Wechselwirkungen zwischen den OTB-Dosierungen und der Wirkdauer. Die stärkste Minderung der obstruktiven Ventilationsstörung wurde nach Inhalation von 1000 µg OTB regi-

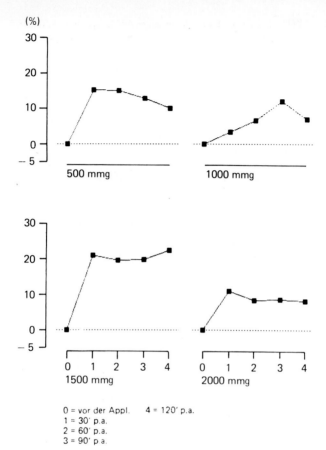

Abb. 10 Mittlere relative Änderung von $FEV_{1,0}$ gegenüber dem individuellen Vorwert unter der Behandlung mit OTB, n = 8, chronisch-obstruktive Bronchitis.

striert. Die Senkung des Atemwegswiderstandes (Schwelle – 15%) belegte bei einer mittleren Wirkdauer von 4,5 Stunden einen mittelfristig anhaltenden dilatatorischen Effekt.

Die Inhalation von 1000 µg OTB ergab im Vergleich zu 50 µg, 100 µg, 200 µg und 500 µg OTB deutliche Vorteile im Hinblick auf Bronchodilatation und Wirkdauer.

Tab. 1 Extremale relative Änderungen von Lungenfunktionsparametern nach Anwendung verschiedener OTB-Dosierungen.

Parameter	Dosis µg	$\bar{x}$	s	$\tilde{x}$	Friedman-Test
FEV_1	500	18,5	19,1	10,1	
	1000	13,2	14,8	12,5	0,199
	1500	26,1	23,5	17,1	
	2000	14,1	16,4	11,9	
FVC	500	18,0	10,6	8,8	
	1000	7,4	14,1	2,1	0,985
	1500	12,5	15,7	7,2	
	2000	7,1	8,0	5,5	
R_t	500	−29,2	25,8	−18,0	
	1000	−31,0	17,9	−25,1	0,154
	1500	−37,0	24,8	−30,2	
	2000	−27,3	17,9	−28,8	
IGV	500	− 9,8	4,3	− 9,2	
	1000	−10,8	10,2	− 7,7	0,789
	1500	−10,2	8,5	−11,2	
	2000	− 7,8	5,3	− 5,8	
SG_{aw}	500	78,1	82,9	34,7	
	1000	80,7	104,4	45,6	0,583
	1500	103,3	98,6	52,6	
	2000	57,6	48,4	53,1	
PEF	500	16,2	21,1	6,8	
	1000	9,7	12,7	9,0	0,473
	1500	18,6	20,1	12,7	
	2000	13,6	18,5	10,4	

Tab. 2 Wirkdauer der Behandlung mit OTB bzgl. FEV_1 bzw. R_t (Kriterien: $\triangle FEV_1 \geq 15\% \geq 10\%$ bzw. $\triangle R_t \leq -25\%/\leq -15$).

Parameter	Dosis µg	x̄	s	x̃	Friedman-Test
FEV_1 (15%)	500	0,52	0,81	0,00	
	1000	0,36	0,56	0,00	
	1500	0,85	0,83	0,85	0,537
	2000	0,63	0,73	0,36	
FEV_1 (10%)	500	0,68	0,82	0,40	
	1000	0,61	0,70	0,42	
	1500	1,14	0,78	1,36	0,294
	2000	0,86	0,93	0,79	
R_t (−25%)	500	0,65	0,90	0,00	
	1000	0,66	0,79	0,28	
	1500	1,08	0,74	1,25	0,256
	2000	0,89	0,74	0,84	
R_t (−15%)	500	0,77	0,91	0,33	
	1000	1,25	0,70	1,58	
	1500	1,32	0,82	1,72	0,337
	2000	1,31	0,81	1,71	

Nach Inhalation von 500 µg, 1000 µg, 1500 µg bzw. 2000 µg OTB (siehe Methodik B) ließ sich tendentiell eine Dosiswirkungsbeziehung mit Wirkungsoptimum bei der Stufe 1500 µg erkennen. Starke interindividuelle Streuungen erschwerten die Analyse. Ursache könnte in einer zu geringen Fallzahl zu sehen sein sowie in inhomogenen Ausgangsbefunden ($FEV_{1,0}$, SG_{aw}) vor Anwendung der vier Dosisstufen. Durch Ausgleich dieser Inhomogenitäten vom Übergang absoluter Meßerhebungen zu relativen Änderungen ergaben sich dennoch klare Hinweise, daß die stärkere Bronchodilatation nach Inhalation von 1500 µg OTB eintritt. Diese wird durch die ausgewiesene Wirkdauer bestätigt.

Die Dosisstufe 500 µg stellt bei dem hier untersuchten Patientengut nicht das Optimum dar. Die

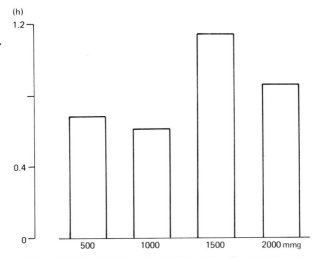

Abb. 11 Mittlere Wirkdauer bzgl. FEV$_1$ (Schwelle + 15%), n = 8, chronisch-obstruktive Bronchitis.

stärkste Bronchodilatation sowie die längste Wirkdauer ist nach Inhalation von 1000 bis 1500 µg zu erwarten. Eine Erhöhung der Dosis über 1500 µg hat keine weitere Minderung der obstruktiven Ventilationsstörung zur Folge.

Danksagung

Mein herzlichster Dank gilt für die gewissenhafte Durchführung der Lungenfunktion Frau I. Sobolewski sowie für die biometrische Auswertung Herrn Dr. J. Schnitker.

LITERATUR

[1]   *Dorow P.:* Pharmakotherapie der Atmungsorgane. In: Kuemmerle H. P., G. Hitzenberger (Hrsg.): Klinische Pharmakologie. Ecomed, Landsberg 1984.

[2]   *Göbel P.:* Ventilat® bei 240 Patienten mit chronisch obstruktiver Bronchodilatation. Therapiewoche *34,* 4823 (1984).

[3] *Kneubühler H. R., K. Kycl, R. C. Benoit, M. Scherrer:* Das neue anticholinergische Bronchospasmolytikum Oxitropium-bromid. Schweiz. med. Wschr. *110*, 812 (1980).

[4] *Nolte D.:* Double blind crossover comparison between a β-adrenergic agent and a new anticholinergic agent by metered dose inhaler. Respiration *36*, 32 (1978).

[5] *Nolte D.:* Asthma. Urban & Schwarzenberg, München 1980.

[6] *Ulmer W. T.:* Kontrollierter Vergleich verschiedener Dosierungen von Fenoterol, Ipatropium und ihrer kombinierten Anwendung. In: Nolte D., A. Lichterfeld (Hrsg.): Interaktion von Vagus und Sympathikus bei Bronchialerkrankungen. Urban & Schwarzenberg, München 1980.

[7] *Wiessmann K. J.:* Die Wirkung des anticholinergen Bronchodilatators Oxitropiumbromid im Vergleich zu Fenoterol. Atemwegs- und Lungenkrankheiten *5*, 110 (1979).

Hochdosierte Anticholinergika bei bronchialen Allergenprovokationsproben

Bronchospasmolytische und protektive Wirkung von Ipratropium- und Oxitropiumbromid – eine Übersicht

G. Schultze-Werninghaus, E.-M. Bergmann, E. Gonsior und J. Meier-Sydow

»*Hiernach sind wir ... berechtigt, das Wesen des asthmatischen Anfalles in einer krampfhaften Verschließung der Bronchien, ... vermittelt durch den gesteigerten motorischen Einfluß des Vagus auf die Muskelfasern ... anzunehmen.*« Bergson, 1850

Die Synthese zweier neuartiger Anticholinergika, Ipratropiumbromid (IPR) und Oxitropiumbromid (OXI), hat im vergangenen Jahrzehnt das Interesse an der Wirksamkeit einer anticholinergen Therapie der obstruktiven Atemwegskrankheiten angeregt. Eine Beteiligung vagal-reflektorischer bzw. cholinerger Mechanismen an Entstehung und Ausprägung der Bronchialobstruktion wurde bereits seit langem aufgrund experimenteller Daten angenommen [1]. Neuere Untersuchungen der Arbeitsgruppen um Nadel, San Francisco, und Ulmer, Bochum, – vor allem beim Hund – stützen die Annahme, daß vagale Reflexe in mehrfacher Weise an der Pathogenese obstruktiver Atemwegskrankheiten beteiligt sein können (reflektorische Obstruktion, Verstärkung eines obstruktionsinduzierenden Stimulus, z. B. bei Allergenen, Mukussekretionssteigerung, eventuelle Steigerung der Mediatorfreisetzung). Experimentell läßt sich daher durch Unterbrechung von vagalen Afferenzen oder Efferenzen wie auch durch anticholinerge Pharmaka eine Bronchialobstruktion in zahlreichen Versuchsanordnungen hemmen. Darüber hinaus sprechen einige Befunde dafür, daß – unabhängig von der Funktion des Nervus vagus – eine anticholinerge Vorbehandlung die Kontraktion der glatten Muskulatur hemmt [4].

In einer Anzahl von experimentellen Untersuchungen am Modell der bronchialen Allergen-Provokationsprobe haben wir in den vergangenen Jahren geprüft, ob es durch Verabreichung von Anticholinergika möglich ist, a) die Allergeneffekte beim Menschen zu hemmen (Protektion) oder b) den eingetretenen Bronchospasmus wiederaufzuheben (Bronchospasmolyse). Die Daten sind in einer Reihe von Studien niedergelegt [8–16].

Für die vorliegende Arbeit haben wir zusätzlich die bronchospasmolytische Wirkung von hochdosiertem OXI (Ventilat®) in einer Dosis-Wirkungsstudie untersucht.

Methodik

Prüfmedikation

Bronchospasmolyse

Untersucht wurden IPR als Pulver-Inhalationskapsel (Inhalette®, IK) mit 40–200 µg/Kapsel und Inhalationslösung (IL) mit 1,25–250 µg/ml, OXI als Dosieraerosol (DA) mit 100 µg/Hub und IL mit 125–1250 µg/ml. Verabreicht wurden jeweils 1 IK mit Tascheninhalator, bzw. 2 Hübe DA oder 1 ml IL mit Prallhelmvernebler (Heyer, Bad Ems), 15 Minuten nach Allergen.

Protektion

Eingesetzt wurden IPR als IL mit 250 µg/ml oder IK mit 40–1000 µg/Kps. und OXI als DA mit 100 µg/Hub. Verabreicht wurden jeweils 1 IK mit Tascheninhalator bzw. 2 Hübe DA oder 1 ml IL mit Prallhelmvernebler, 30 Minuten vor Allergen.

Patienten

Sämtliche Untersuchungen wurden bei jüngeren Erwachsenen mit exogen-allergischem Asthma bronchiale durchgeführt, die zum Zeitpunkt der Untersuchung beschwerdefrei waren und keine Dauermedikation benötigten (Tab. 1).

Modell

Bronchiale Allergenprovokationsproben wurden mit verschiedenen Allergenen in kumulativer Dosierung durchgeführt, verabreicht mit einem Prallhelmvernebler (Heyer, Bad Ems). Die Lungenfunktion wurde ganzkörperperplethysmographisch registriert (Jaeger, Würzburg). Ausgewertet wurde der spezifische Atemwegswiderstand sR_{aw} (kPa·s) bzw. dessen Reziprokwert spezifische Atemwegsleitfähigkeit sG_{aw} ($kPa^{-1} \cdot s^{-1}$).

Versuchsablauf

Bronchospasmolyse

15 Minuten nach dem Ende der Allergeninhalation (Abbruch bei geringer Dyspnoe) erfolgte eine erneute Messung der Lungenfunktion (= mittleres Maximum der allergischen Sofortreaktion). Unmittelbar anschließend wurde die Medikation verabreicht. Die Nachmessungen der Lungenfunktion wurden zumeist nach 60 Minuten beendet.

Protektion

Die Verabreichung der Medikation erfolgte nach Bestimmung der Ausgangswerte und Placeboinhalation (Allergenlösungsmittel), 30 Minuten vor Beginn der Allergeninhalation. Als Kontrollen dienten jeweils identische Tests (gleiche Allergendosis) mit einem Abstand von 3 oder 4 Tagen, in denen Placebo bzw. Vergleichssubstanz verabreicht wurden. Prüfkriterium war der Obstruktionsgrad in beiden Tests (bei gleicher Allergendosis).

Tab. 1 Bronchospasmolytische und protektive Wirkung von Anticholinergika. Patientendaten und geometrische Mittelwerte ± s des Bronchospasmolyse-Effektes und des protektiven Effektes (Definition siehe Text) der durchgeführten Untersuchungsreihen mit Ipratropiumbromid IPR und Oxitropiumbromid OXI; zum Vergleich Fenoterol FEN. Inhalationslösung IL, Dosieraerosol DA, Pulveraerosol (Inhalette®) IK.

Substanz	Dosis (µg)	n	Alter (J) $\bar{X}$ (Bereich)	Art der Studie	Effekt $\bar{X}g$	−s	+s
Bronchospasmolyse							
IPR IL	a) 250 (1 ml)	20	36,6 (24–46)	einf. blind	0,42	0,32	0,22
	100 (1 ml)	9	29,4 (18–38)		0,35	0,20	0,15
	2,5 (1 ml)	6	27,3 (21–36)		0,26	0,20	0,16
	1,3 (1 ml)	6	24,3 (20–30)		0,20	0,22	0,17
IL	b) 250 (1 ml)	10	33,4 (21–61)	einf. blind	0,47	0,25	0,17
	125 (1 ml)	10	26,0 (20–44)		0,40	0,27	0,19
	25 (1 ml)	10	30,0 (21–51)		0,37	0,17	0,13
IK	200 1 Kps	12	29,0 (20–42)	doppelbl.	0,44	0,20	0,14
	40 1 Kps	12	28,7 (19–51)		0,36	0,13	0,11

	Dosis		n					
(FEN IL	1250	(1 ml)	6	41,8 (31–61)	einf. blind	0,80	0,14	0,08
	500	(1 ml)	10	33,9 (17–46)		0,78	0,07	0,06
	10	(1 ml)	6	33,9 (17–46)		0,55	0,18	0,13
	5	(1 ml)	6	27,0 (18–39)		0,50	0,17	0,13)
OXI DA	200	2 Hub	12	28,3 (15–46)	doppelbl.	0,44	0,36	0,14
(FEN DA	400	2 Hub	12	32,9 (15–54)		0,77	0,15	0,09)
IL	1250	(1 ml)	10	33,7 (17–52)	einf. blind	0,56	0,17	0,12
	125	(1 ml)	10	27,6 (21–36)		0,45	0,23	0,16

Protektion

	Dosis		n					
IPR IL	250	(1 ml)	6	32,3 (19–43)	einf. blind	0,63	0,21	0,13
(FEN IL	500	(1 ml)	6	28,8 (16–47)	einf. blind	0,79	0,20	0,10)
IK	1000	1 Kps	10	26,9 (20–46)	doppelbl.	s. Abb. 4,5		
	250	1 Kps	10	23,6 (19–33)		(△ PD50 sGaw)		
	40	1 Kps	10	31,1 (19–50)				
OXI DA	200	2 Hub	12	33,2 (18–46)	doppelbl.	0,58	0,44	0,22
(FEN DA	400	2 Hub	12	34,8 (26–47)		0,81	0,10	0,07)

In neueren Studien wurde eine abweichende Methodik angewendet. Es wurde in Verum- und Kontrolltest nicht eine identische Allergendosis eingesetzt, sondern in beiden Tests die Dosis bis zum Auftreten einer leichten Dyspnoe kumulativ gesteigert. Errechnet wurde anschließend die *Provokationsdosis*, die zu einem 50%igen Abfall der sG_{aw} führte (= PD 50). Prüfkriterium war hier die Zunahme der PD 50 unter Verummedikation gegenüber Kontrolle (Zunahme der Allergentoleranz).

Auswertung

Zur Beschreibung der Resultate wurden folgende Größen errechnet:

– Bronchospasmolyse-Effekt

$$= \frac{\text{sRaw vor} - \text{sRaw 15 Min. n. Applikationsbeginn von IPR/OXI}}{\text{sRaw vor Applikation (= 15 Min. n. Allergen)}}$$

– Protektiver Effekt

$$= \frac{\text{sRaw 15 Min. n. AG(Kontrolle)} - \text{sRaw 15 Min. n. AG(Verum)}}{\text{sRaw 15 Min. n. AG(Kontrolle)}}$$

(AG = Abbruch der Allergeninhalation)

– Zunahme der Allergentoleranz

$$= \frac{\text{Allergendosis PD 50 n. Verummedikation}}{\text{Allergendosis PD 50 n. Kontrollmedikation}} (\approx \triangle \log PD_{(1)} - PD_{(2)})$$

Ergebnisse

Bronchospasmolytische Wirkung

Anticholinergika besitzen in der bronchialen Allergenprovokationsprobe im Mittel eine mäßiggradige bronchospasmolytische Wirkung. Dies gilt sowohl für IPR in Dosierungen zwischen 1,3 und 250 µg [8–12, 15] als auch für OXI in Dosierungen zwischen 125 und 1250 µg [14]. Wirkungsunterschiede der Applikationsformen DA, IK und IL wurden nicht festgestellt

(Abb. 1). Die Wirkung war interindividuell unterschiedlich, wobei in umfangreichen Untersuchungen – über einen möglichen Zusammenhang mit Ausgangswerten, bronchialer Hyperreagibilität auf Histamin oder Methacholin, Alter der Patienten und Dauer der

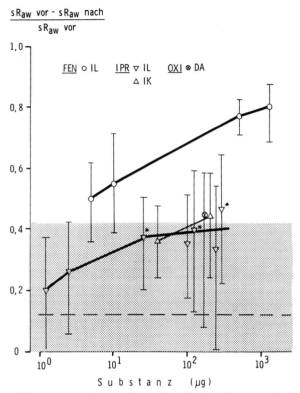

Abb. 1 Dosiswirkungsstudien über die bronchospasmolytische Wirkung von Ipratropiumbromid IPR (Inhalationslösung IL und Pulveraerosol IK) und Oxitropiumbromid OXI (Dosieraerosol DA), zum Vergleich Fenoterol FEN. Patientendaten und Dosierungen siehe Tabelle. Die Dosis-Wirkungs-Kurve von IPR faßt die Studien über IPR IL a) und b) zusammen (*= Studie IPR IL b), ferner einige Daten von nicht in der Tabelle aufgeführten Untersuchungsreihen. Bronchospasmolyse-Effekt: siehe Text. Grau: Placeboeffekt nach Allergenprovokation (nach [13]).

Krankheit – kein Kriterium für eine Prognose der zu erwartenden bronchospasmolytischen Wirkung erarbeitet werden konnte [10, 15]. Die Wirkung der β_2-Agonisten war in allen Vergleichsstudien deutlich überlegen [8, 11, 12, 14]. Eine additive Wirkung von IPR und Fenoterol konnten wir nicht bestätigen [13]; die β_2-adrenerge Wirkung allein entsprach derjenigen der Kombination (bei gleicher Dosierung). Die Dosis-Wirkungs-Beziehungen für IPR sind in Abbildung 1 dargestellt, im Vergleich zu Fenoterol. Es geht aus der Abbildung unter anderem hervor, daß die IPR-Wirkung nach allergeninduzierter Obstruktion nicht sicher von einer Placebowirkung abgegrenzt werden kann.

Die Inhalation von Allergenen führt nicht nur zum Bronchospasmus, sondern unter anderem auch zu Tachykardie und Hypoxämie. Die Gabe von Anticholinergika führt zu einem mäßiggradigen Wiederanstieg der Sauerstoffpartialdrücke [14], entsprechend dem Ausmaß der Bronchodilatation (Abb. 2). Im Einzelfall ist jedoch keine strenge Parallelität zwischen dem Rückgang von Hypoxämie und Bronchialobstruktion zu beobachten.

Auch die Gabe hochdosierter Anticholinergika führt im Mittel zu keiner sicheren und ausreichenden Bronchospasmolyse, wie eine neuere Untersuchung mit OXI-IL, 125 und 1250 µg/ml, ergab (Abb. 3). Eine mäßiggradige Brochospasmolyse war anzunehmen, die jedoch die Wirkung einer β_2-adrenergen Vergleichssubstanz am gleichen Modell (Fenoterol, 500 µg/ml IL) nicht erreichte.

Protektion

Eine protektive Wirkung auf die Sofortreaktion bei Verabreichung 30 Minuten vor Allergen war in unseren Studien regelmäßig nachweisbar [11, 12, 14, 16]. Bereits geringe Dosen (IPR, 40 µg IK) führen im Mittel zu einer Zunahme der Allergentoleranz; diese betrug nach 200 µg IPR das 6,6 fache. Diese Zunahme

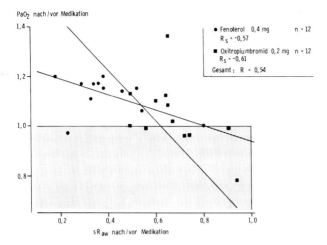

PaO_2 nach/vor Medikation

sR_{aw} nach/vor Medikation

Abb. 2 Beziehung zwischen Veränderung von PO_2 und sR_{aw} nach Oxitropiumbromid- bzw. Fenoterol-Dosieraerosol bei bronchialen Allergenprovokationsproben, 15 Minuten nach Applikation. Grau (untere Bildhälfte): »Verschlechterung«, d. h. Zunahme von Obstruktion und Hypoxämie trotz Medikation; weiß (obere Bildhälfte): »Verbesserung«, d. h. Abnahme von Obstruktionsgrad und Hypoxämie. Dargestellt sind jeweils die Quotienten der Meßwerte 15 Minuten nach Medikation: 15 Minuten nach Allergenprovokation (= unmittelbar vor Medikation). Es besteht eine mäßige Korrelation zwischen Veränderungen von PO_2 und sR_{aw} (nach [14]).

beruht nicht nur auf einer veränderten Atemwegsgeometrie infolge anticholinerger Medikation (Bronchodilatation nach IPR trotz normaler Ausgangswerte vor Allergen) (Abb. 4), sondern es scheint ein davon abgrenzbarer protektiver Effekt vorhanden zu sein (Abb. 5). Eine Dosis-Wirkungs-Beziehung war für IPR, 40–250 µg IK, nicht nachweisbar [16]. Daher ist anzunehmen, daß bereits geringe Dosen eines Anticholinergikums ausreichen, um die Reaktivität der glatten Muskulatur wirksam zu hemmen. Die protektive Wirkung von 200 µg IPR IK ist im Mittel ausgeprägter als die von 2000 µg Cromoglicinsäure, Dinatriumsalz (DNCG) DA (Zunahme der Allergentoleranz um den

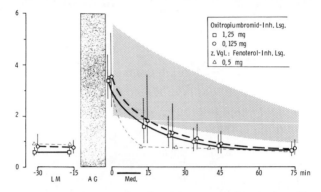

sR$_{aw}$ (k Pa · s)

Oxitropiumbromid-Inh. Lsg.
□ 1,25 mg
○ 0,125 mg
z. Vgl.: Fenoterol-Inh. Lsg.
△ 0,5 mg

Abb. 3 Bronchospasmolytische Wirkung von Oxitropiumbromid-Inhalationslösung, verabreicht 15 Minuten nach bronchialer Allergenprovokation. Zum Vergleich: Wirkung von Fenoterol-Inhalationslösung. Je Gruppe 10 Patienten mit exogen-allergischem Asthma bronchiale (Tab. 1).

Faktor 2,0) und nur wenig schlechter als die des β_2-Adrenergikums Reproterol, 1000 µg (Zunahme der Allergentoleranz um den Faktor 9,1) (Abb. 6) [16, 17]. Es gelingt allerdings trotz anticholinerger Protektion regelmäßig, bei Steigerung der Allergendosis dennoch eine Bronchialobstruktion auszulösen, während nach β_2-Adrenergika oft die Allergenempfindlichkeit völlig unterdrückt ist.

Nebenwirkungen

Bei hochdosiertem IPR-Pulveraerosol (200, 1000 µg) wurde in der Mehrzahl der Fälle über einen bitteren Geschmack geklagt; bei ähnlicher hoher Dosierung als Inhalationslösung (IPR 250 µg, OXI 125, 1250 µg) wurde diese Beobachtung jedoch nicht gemacht, wahrscheinlich durch größere Verdünnung im Inhalationsvolumen von 1 ml gegenüber dem Pulveraerosol (2 tiefe Inhalationen).

Die Herzfrequenz stieg in keiner Untersuchungsreihe an, sondern nahm nach bronchospasmolytischer

112

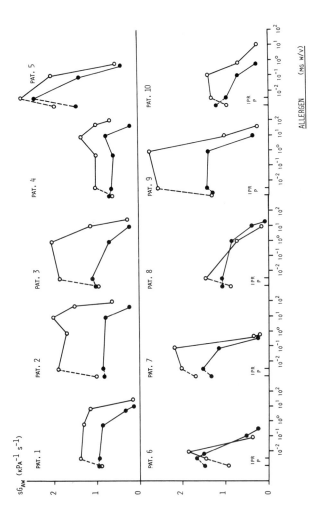

Abb. 4 Bronchiale Allergenprovokationsproben nach Placebo (P; ausgefüllte Kreise) und 1000 µg Ipratropiumbromid-Pulveraerosol-kapseln (IPR; offene Kreise). Gestrichelt: Wirkung der Medikation auf die Ausgangswerte der sG_{aw}. Man erkennt, daß IPR bei jedem Patienten zu einer Zunahme der sG_{aw} (Bronchodilatation) trotz annähernd normaler Ausgangswerte führt. Durch Medikation tritt eine Rechtsverschiebung der Allergen-Dosiswirkungskurve ein (Abnahme der Allergenempfindlichkeit) (nach [16]).

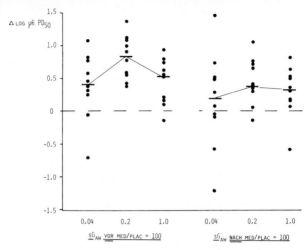

Abb. 5 Dosis-Wirkungs-Beziehung der Protektion nach Ipratropiumbromid-Pulveraerosol-Kapseln. Linke Hälfte der Abbildung:
Berechnung der Allergen-Provokationsdosis, die zum Abfall der
sG_{aw} um 50% führt (= PD 50) auf der Basis der sG_{aw} vor Medikation
bzw. Placebo; rechte Hälfte der Abbildung: Berechnung der PD 50
auf der Basis der sG_{aw} nach Medikation (unmittelbar vor Allergen).
Links ist somit die tatsächliche Veränderung der PD 50 dargestellt,
rechts der »Nettoeffekt« nach Elimination des Bronchospasmoly-
seeffektes von IPR. Berechnung der Wirkung als Differenz der (log)
Allergen-PD 50 (μg) nach Verum bzw. Placebo (nach [16]).

Applikation ab, als Folge der nachlassenden obstruk-
tionsbedingten Tachykardie. Als weitere Nebenwirkung wurde gelegentlich auf Befragen eine leichte
Mundtrockenheit angegeben.

Diskussion

Anticholinergika führen bei normalen oder spon-
tan gering erhöhten Atemwegswiderständen zu einer
mäßig ausgeprägten Bronchodilatation (Abb. 4). Dieser Effekt im Sinne einer Veränderung der Atemwegsgeometrie muß in klinischen Studien über die protekti-

114

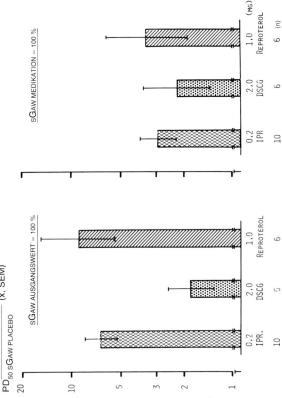

Abb. 6 Vergleich der Zunahme der Allergentoleranz nach 200 µg Ipratropiumbromid-Pulveraerosol-Kapseln IPR (nach [16]), 2000 µg Cromoglicinsäure, Dinatriumsalz, Dosieraerosol DSCG (nach [17]) und 1000 µg Reproterol (nach [17]). Parameter: siehe Text.

ve Wirkung bei Vergleich von Prüfmedikation und Kontrolle berücksichtigt werden.

Am Modell der allergeninduzierten Sofortreaktion sind hingegen Anticholinergika als Bronchodilatatoren nur wenig wirksam, auch in Dosierungen bis zu 250 µg IPR bzw. 1250 µg OXI. Bei anderen Formen der Bronchialobstruktion, vor allem bei älteren Patienten und bei spontaner Obstruktion, sind demgegenüber zumeist günstigere Wirkungen beschrieben worden [6, 18]. Bei diesen Formen der Bronchialobstruktion sind daher auch additive Effekte von Anticholinergika und β_2-Adrenergika nachweisbar [18], im Gegensatz zu unseren eigenen Befunden [13]. Unklar ist bislang, weshalb – entgegen den Erwartungen nach experimentellen Befunden über die Bedeutung vagaler Mechanismen beim Allergenbronchospasmus des Hundes [3] – die anticholinerge bronchospasmolytische Wirkung bei der menschlichen allergischen Bronchialobstruktion nicht ausreichend ist.

Demgegenüber ist eine protektive Wirkung auf die allergeninduzierte Sofortreaktion nachweisbar, die in ihrer Intensität die von 2 mg DNCG übertrifft und nur wenig geringer ist als die der β_2-Agonisten [16, 17]. Nicht bekannt ist, ob die durch Allergene induzierten Entzündungsvorgänge der Atemwegsmukosa (verzögerte Sofortreaktion, bronchiale »Spätreaktion«) wirksam beeinflußt werden können. Eine mäßiggradige bronchospasmolytische Wirkung ist während der allergeninduzierten Spätreaktion nachweisbar [2]. Der pathophysiologische Mechanismus der Protektion ist nicht geklärt. Es erscheint sowohl möglich, daß Anticholinergika die Azetylcholinwirkung am muskarinartigen Rezeptor der Efferenz der vagalen Reflexbronchokonstriktion hemmen, als auch, daß die cholinerge Hemmung einer präsynaptischen Noradrenalinfreisetzung aus sympathischen Nervenendigungen verhindert wird. Es gibt ferner Befunde, nach denen eine direkte Hemmung der Mediatorfreisetzung aus Mastzellen nicht ausgeschlossen erscheint (Übersicht bei [7]). Allerdings wurde kürzlich gezeigt, daß Anticholi-

116

nergika die zirkulierenden Mediatoren nach Allergenprovokation (Histamin, NCF) nicht vermindern [5],
so daß wahrscheinlich der anticholinerge Effekt nicht
die Folge einer verminderten Mediatorfreisetzung ist,
sondern eher in der Interaktion von nervösen und
muskulären Strukturen zu suchen sein dürfte.

Für den klinischen Einsatz der Anticholinergika
läßt sich aus unseren Befunden folgern, daß eine regelmäßige prophylaktische Anwendung von IPR bzw.
OXI zu einer Unterdrückung allergeninduzierter Sofortreaktionen führt, mit einer mittleren Zunahme der
Allergentoleranz auf das 5- bis 10fache. Wegen unterschiedlicher Wirkungsmechanismen ist eine Kombination mit β_2-Adrenergika, aber auch mit Theophyllin,
DNCG, Ketotifen und Kortikosteroiden sinnvoll.
Durch eine Dauerbehandlung ist ferner zu erwarten,
daß auch eine Bronchialobstruktion durch andere Stimuli, wie Staub, SO_2, Rauch und Kälte unterdrückt
wird, belegt durch eine Reihe von Akutversuchen
(Übersicht bei [10]). Unklar ist jedoch, ob bei längerer
Therapie hierdurch ein Rückgang der Hyperreaktivität
bzw. der entzündlichen Schleimhautveränderungen erreicht werden kann.

LITERATUR

[1] *Bergson J.:* Das krampfhafte Asthma der Erwachsenen. Büch-
ting, Nordhausen 1850.

[2] *Dorsch W., X. Baur, H. P. Emslander, G. Fruhmann:* Zur
Pathogenese und Therapie der allergen-induzierten verzögerten Bronchialobstruktion. Prax. Pneumol. *34*, 461–468 (1980).

[3] *Gold W. M., G.-F. Kessler, D. Y. C. Yu:* Role of vagus nerves
in experimental asthma in allergic dogs. J. Appl. Physiol. *33*,
719–725 (1972).

[4] *Holtzman M. J., J. R. Sheller, M. Dimeo, J. A. Nadel, H. A.
Boushey:* Effect of ganglionic blockade on bronchial reactivity
in atopic subjects. Am. Rev. Respir. Dis. *122*, 17–25 (1980).

[5] *Howarth P. H., S. R. Durham, T. H. Lee, A. B. Kay, M. K.*

Church, S. T. Holgate: Influence of albuterol, cromolyn Sodium and ipratropium bromide on the airway and circulating mediator response to allergen provocation in asthma. Am. Rev. Respir. Dis. *132*, 986–992 (1985).

[6] *Petrie G. R., K. N. V. Palmer:* Comparison of aerosol ipratropium bromide and salbutamol in chronic bronchitis and asthma. Brit. med. J. *1*, 430–432 (1975).

[7] *Schmutzler W.:* Vorbemerkungen. In: Nolte D., A. Lichterfeld (Hrsg.): Interaktion von Vagus und Sympathikus bei Bronchialerkrankungen. Urban & Schwarzenberg, München 1980.

[8] *Schultze-Werninghaus G., E. Gonsior, J. Meier-Sydow:* Broncholytic and protective effects of antiallergic drugs in allergen inhalation tests. Pneumonologie *30* (Suppl.), 161–169 (1976).

[9] *Schultze-Werninghaus G., M. Rüdiger, E. Gonsior, J. Meier-Sydow:* Anticholinergika in der Therapie obstruktiver Atemwegserkrankungen. Atemw.-Lungenkrkh. *3*, 5–12 (1977).

[10] *Schultze-Werninghaus G.:* Die Bedeutung der Parasympathikolytika in der Behandlung obstruktiver Lungenerkrankungen. In: Kaik G., G. Hitzenberger (Hrsg.): Die medikamentöse Behandlung der obstruktiven Atemwegserkrankungen. Schnetztor, Konstanz 1979.

[11] *Schultze-Werninghaus G., E. Gonsior, J. Meier-Sydow:* Parasympathikolytika in der Behandlung obstruktiver Atemwegserkrankungen. Vergleich der Wirkung von Ipratropiumbromid-Inhalationslösung bei Asthma bronchiale mit β-Sympathikometika und Dinatrium cromoglicicum. Dtsch. med. Wschr. *104*, 1099–1104 (1979).

[12] *Schultze-Werninghaus G., E. Gonsior, J. Meier-Sydow:* Vergleichende Untersuchungen über die bronchospasmolytischen und protektiven Eigenschaften von Fenoterol, Ipratropiumbromid, Theophyllin Äthylendiamin und Dinatrium cromoglicicum im inhalativen Antigen-Provokationstest. Prax. Pneumol. *33*, 312–316 (1979).

[13] *Schultze-Werninghaus G.:* Dosis-Wirkungs-Untersuchungen zur Frage der additiven Wirkung eines β_2-Sympathikomimetikums und eines Anticholinergikums bei allergischem Asthma bronchiale. Atemw.-Lungenkrkh. *7*, 57–65 (1981).

[14] *Schultze-Werninghaus G.:* Anticholinergic versus β_2-adrenergic therapy in allergic airways obstruction. Double blind trials

on bronchodilator effect and antiallergic protection of oxitropium bromide and fenoterol. Respiration *41*, 239–247 (1981).

[15] *Schultze-Werninghaus G., J. Meier-Sydow:* Korrelation von bronchialer Hyperreagibilität auf Methacholin und bronchospasmolytischer Dosis-Wirkungs-Beziehung von Ipratropiumbromid bei exogen-allergischem Asthma bronchiale. In: Bochumer Treff 1982: Das überempfindliche Bronchialsystem. Gedon & Reuss, München 1982.

[16] *Schultze-Werninghaus G., J. Meier-Sydow:* Anticholinergic agents in allergic airways obstruction. In: Schultze-Werninghaus G., J. G. Widdicombe (Hrsg.): Role of anticholinergic drugs in obstructive airway disease. Gedon & Reuss, München 1983.

[17] *Schultze-Werninghaus G., E.-M. Bergmann:* Additive Wirkung von Reproterol und Dinatriumcromoglycat (DNCG) bei protektiver Inhalation vor allergeninduzierter Bronchialobstruktion. In: Nolte D., F. Kummer, P. Dorow (Hrsg.): Asthma bronchiale, Pathophysiologie, Klinik, Therapie. Urban & Schwarzenberg, München 1986.

[18] *Ulmer W. T.:* Kontrollierter Vergleich verschiedener Dosierungen von Fenoterol, Ipratropium und ihrer Kombination. In: Nolte D., A. Lichterfeld (Hrsg.): Interaktion von Vagus und Sympathikus bei Bronchialerkrankungen. Urban & Schwarzenberg, München 1980.

Oxitropiumbromid versus Theophyllin bei bronchialer Hyperreaktivität

S. Küppers und W. Petro

Einleitung

Forschungsergebnisse der vergangenen zehn Jahre haben die Bedeutung des Vagus für die Reflexbronchokonstriktion in den Vordergrund gerückt [13, 16, 27]. Im gleichen Umfange etablierten sich Therapieverfahren, die zu einer Blockade der afferenten Signale führen sollten. Neben den chirurgischen Verfahren der teilweisen, einseitigen Vagusdurchtrennung [7, 8, 12, 26] etablierte sich die inhalative Behandlung der Atemwegsobstruktion nach Entwicklung eines Atropinabkömmlings, dem Ipratropiumbromid, und eines Scopolaminabkömmlings, dem Oxitropiumbromid. Es wurden die besonderen Vorzüge des Ipratropiumbromids herausgearbeitet mit dem Vorteil geringer Nebenwirkungen und guter Wirkung [1, 2, 3, 25, 28]. Die anfängliche Diskussion um die problematische Wirkung auf die mukoziliare Clearance kam bald zum Erliegen, da in therapeutischen Dosen kein nachweisbarer negativer Effekt auf die Klärgeschwindigkeit gefunden werden konnte [4, 5, 9, 14, 18]. Das Anwendungsfeld des Ipratropiumbromid lokalisierte sich vorzugsweise in der Behandlung der chronisch-obstruktiven Bronchitis älterer Patienten [6, 10, 19], aber auch in der guten Protektion der allergeninduzierten Atemwegsobstruktion [21, 22, 23, 24].

Nach diesen Ergebnissen, die im wesentlichen durch das Oxitropiumbromid bestätigt wurden, mit dem weiteren Vorteil einer längeren Wirkdauer gegenüber dem Ipratropiumbromid [15, 25, 20], ergab sich die folgende Fragestellung:

Besteht eine ähnlich gute Protektion der unspezifischen, vorwiegend durch Vagusüberträgerstoffe bewirkten bronchialen Hyperreaktivität? Wie stellt sich ein Vergleich mit Methylxanthinen in Hinblick auf Wirkung und eventuellen additiven Effekt einer Kombinationsbehandlung dar?

Methodik

Zur Beantwortung der einleitend formulierten Fragestellung wurden 18 beschwerdefreie Personen untersucht, bei denen eine Atemwegserkrankung nicht bekannt war und die im inhalativen bronchialen Provokationstest mit Carbachol den Nachweis einer unspezifischen bronchialen Hyperreaktivität und/oder Hypersensitivität zeigten. Eine Hyperreaktivität oder Hypersensitivität wurde angenommen, wenn die bodyplethysmographischen Meßgrößen der Dosiswirkungskurve signifikant von den Meßwerten eines gesunden Vergleichskollektivs abwichen [11]. Die Prüfpräparate wurden intraindividuell im cross-over miteinander verglichen, wobei die Behandlungsdauer jeweils fünf Tage betrug. Die Applikation erfolgte randomisiert, wobei zwischen den Prüfmedikationen ein zweitägiges applikationsfreies Intervall lag. Die Prüfpräparate waren Oxitropiumbromid (Ventilat®-Dosieraerosol) mit 2×2 Hüben à 0,1 mg, wasserfreies retardiertes Theophyllin (PulmiDur® retard) 2×1 Kapsel à 200 mg und die Kombination beider Präparate in der gleichen Dosierung wie die Einzelverabreichung.

Klinische und funktionelle Erhebungen erfolgten vor Beginn der ersten Medikation und am jeweils fünften Tag der Prüfmedikation eine Stunde nach der morgendlichen Applikation.

Die Funktionsuntersuchungen basierten auf der Ganzkörperplethysmographie mit Bestimmung der funktionellen Residualkapazität (FRC), dem Atemwegswiderstand (R_{aw}) und der spezifischen Conductance (sG_{aw}). Der inhalative Carbacholtest erfolgte durch Bestimmung der spezifischen Conductance als Leerwert, nach Inhalation von 0,9% NaCl und Carbachol in den Konzentrationen 0,05%, 0,10%, 0,15% und 0,25%. Es wird die Fitkurve durch lineare Regression der sGaw ermittelt, daneben die maximal erreichbare Carbacholkonzentration. Die Steilheit der Dosiswirkungskurve ergibt ein Maß der Reaktivität, die rechnerische Ermittlung von PC 25% und PC 60% als derjenigen Carbacholkonzentrationen, die einen 25- bzw. 60-prozentigen Carbachol-Abfall bedingen als Maß der Sensitivität [17].

Drei Patienten konnten nicht ausgewertet werden wegen Abbruch der Untersuchung bedingt durch Verschlechterung im therapiefreien Intervall bzw. wegen Schlaflosigkeit, Tachykardie und starkem Schwitzen in der Therapiephase mit dem Theophyllinpräparat.

Die statistische Auswertung umfaßt die Bestimmung von Median- und Mittelwert, Standardabweichung, Häufigkeitsverteilung, nicht parametrische Blockvarianzanalyse für den Vergleich medianer Ausprägungen (Friedmantest), den Wilcoxon-Test und den multiplen Wilcoxon-Test. Statistische Tests werden auf dem Fünf-Prozent-Niveau entschieden.

Ergebnisse

Die ganzkörperplethysmographischen Originalregistrierungen eines typischen Einzelfalles sind in der Abbildung 1 dargestellt. Anhand der Resistanceschleife und der Verschlußdruckkurve läßt sich unschwer erkennen, daß es sich um einen Untersuchten mit einer unspezifischen bronchialen Hyperreaktivität handelt. Resistanceschleifen und Verschlußdruckkurven signalisieren eine an Stärke zunehmende Obstruktion mit ansteigender Carbacholkonzentration.

Anhand der Dosiswirkungskurven eines typischen Einzelfalles kann der therapeutische Erfolg überschaubar dargestellt werden (Abb. 2). Es ist gut erkennbar, wie die Dosiswirkungskurven im linken Teil

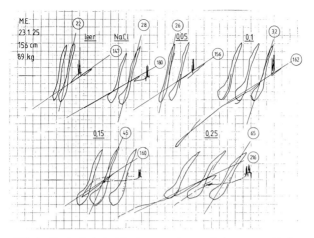

Abb. 1 Registrierbeispiel der ganzkörperplethysmographischen Druckflußkurve (Resistance-Schleife) und der Verschlußdruckkurve (funktionelle Residualkapazität) eines typischen Einzelfalles vor und nach Inhalation mit 0,9% NaCl sowie ansteigenden Carbacholkonzentrationen wie in der Methodik beschrieben.

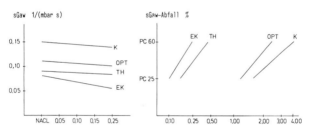

Abb. 2 Dosiswirkungskurven eines typischen Einzelfalles (links) bei Eingangskontrolle (EK) sowie nach Behandlung mit Theophyllin (TH), Oxitropiumbromid (OPT) und der Kombination beider Präparate (K). Relation von Conductance-Abfall und Carbacholkonzentration (rechts) wiederum für Eingangskontrolle und die Phasen nach der Therapie.

der Abbildung ihre Steilheit verändern als Maß einer geänderten Reaktivität und wie sich andererseits die Lage im Koordinatensystem verändert als Zeichen der veränderten Sensitivität. Der gleiche Effekt läßt sich belegen, wenn man den prozentualen Conductance-

Abfall der ansteigenden Carbacholkonzentration gegenüberstellt. Ein 25- bzw. 60-prozentiger Conductance-Abfall wird nach Therapie erst durch sehr viel höhere Carbacholkonzentrationen erreicht. Schon anhand dieses typischen Einzelfalles ist demonstrierbar, daß die Protektion zunimmt in der Reihenfolge Theophyllin, Oxitropiumbromid und Kombination.

Obwohl die in die Untersuchung aufgenommenen Personen keinerlei Beschwerden beklagten und der Resistance-Wert im Normbereich lag, zeigte sich nach fünf Behandlungstagen unter dem entsprechenden Therapieregime eine leichte, jedoch signifikante Besserung nach Oxitropiumbromid und der Präparatekombination. Diese Aussage bezieht sich auf die Resistance (Abb. 3) und auf die spezifische Conductance (Abb. 4).

Die Tendenz der Einzelfalldarstellung in Abbildung 1 wird bei der Betrachtung der Schwellenkonzentration PC 25% und PC 60% am fünften Behandlungstag für das Gesamtkollektiv unterstrichen (Abb. 5). Die Ergebnisse belegen, daß bei der Eingangskontrolluntersuchung schon geringe Carbacholkonzentratio-

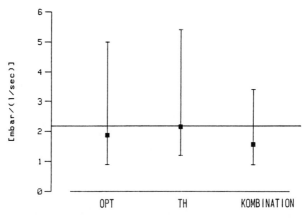

Abb. 3 Mediane Ausprägung des Atemwegswiderstandes (R_{aw}) nach Oxitropiumbromid, Theophyllin und der Kombination im Vergleich zum Ausgangswert (durchgezogene Linie).

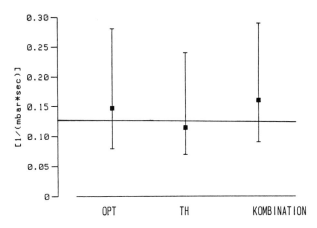

Abb. 4 Mediane Ausprägung der spezifischen Conductance (sG$_{aw}$) nach Oxitropiumbromid, Theophyllin und der Kombination im Vergleich zum Ausgangswert (durchgezogene Linie).

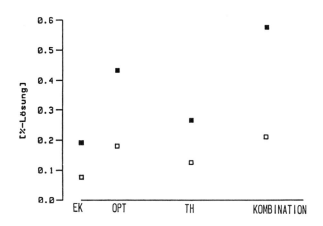

□ Median der Konzentration PC25
■ Median der Konzentration PC60

Abb. 5 Schwellenkonzentrationen von PC 25% (offene Kästchen) und PC 60% (schwarze Kästchen) im Carbachol-Provokationstest am 5. Behandlungstag. Eingangskontrolle (EK), nach Therapie mit Oxitropiumbromid (OPT), Theophyllin (TH), und der Kombination.

nen genügen, um einen 25%igen bzw. 60%igen Conductance-Abfall zu verursachen. Dieses Bild ändert sich markant unter der Behandlung, wobei der protektive Effekt in Hinblick auf die unspezifische bronchiale Hypersensitivität in der Reihenfolge Theophyllin, Oxitropiumbromid, Kombination beider Präparate zunimmt.

Im intraindividuellen Vergleich der Prüfmedikation in Bezug auf die Wertepaare Oxitropiumbromid – Theophyllin zeigt sich eine deutliche Präferenz zugunsten des Oxitropiumbromids (Abb. 6). Im intraindividuellen Paarvergleich Oxitropiumbromid – Kombination ergibt sich eine deutliche Ausprägung zugunsten der Kombination für PC 25% und PC 60% (Abb. 7). Noch deutlicher wird der Unterschied im Paarvergleich der Präferenz Theophyllin zur Präparatekombination (Abb. 8). Für alle geprüften Parameter zeigt sich eine deutliche Präferenz der Präparatekombination. Dabei sind die Unterschiede zwischen Oxitropiumbromid und Theophyllin sowie zwischen Theophyllin als Monosubstanz und der Präparatekombination signifikant. Gegenüber der Eingangs-Kontrolluntersu-

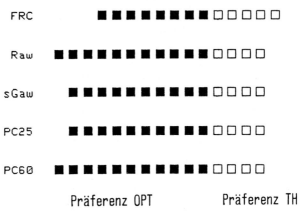

Abb. 6 Intraindividueller Vergleich der Präparate und optische Differenzierung in Präferenz für Oxitropiumbromid (OPT) und Theophyllin (TH). Deutliche Präferenz in allen gemessenen Parametern für Oxitropiumbromid.

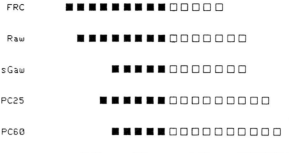

| | Präferenz OPT | Präferenz KOMBINATION |

Abb. 7 Intraindividueller Vergleich der Prüfmedikationen in der Präferenz für Oxitropiumbromid (OPT) und der Kombination. Die Überlegenheit der Kombination zeigt sich in den Parametern spezifische Conductance (sG_{aw}), PC 25% und PC 60%.

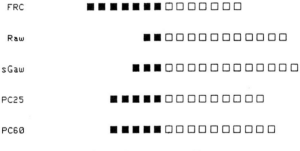

| | Präferenz TH | Präferenz KOMBINATION |

Abb. 8 Intraindividueller Vergleich der Prüfmedikationen in der Präferenz für Theophyllin (TH) im Vergleich zur Kombination. In allen Parametern zeigt die Kombination ihre Überlegenheit.

chung zeigen alle Präparate eine Signifikanz für PC 25% und C P 60% und die Präparate Oxitropiumbromid und Kombination für die Parameter R_{aw} und sG_{aw}.

Ebenso besteht Signifikanz für den Effekt von Oxitropiumbromid und der Präparatekombination im Vergleich der maximal erreichten Carbacholkonzentration im Vergleich zur Eingangskontrolle (Abb. 9). Theophyllin allein schneidet hier wiederum am schlechtesten ab.

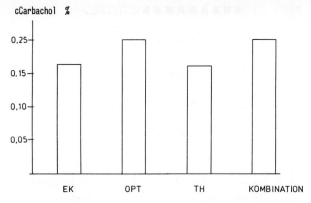

Abb. 9 Maximal im Carbacholtest erreichte Carbacholkonzentrationen getrennt nach Eingangskontrolle (EK), nach Oxitropiumbromid (OPT), Theophyllin (TH) und der Präparatekombination.

Nebenwirkungen wurden von den Untersuchten, die in die Auswertung gelangten, nicht beklagt. Nebenwirkungen, die zum Dropout von drei Untersuchten führten, wurden bereits beschrieben.

Diskussion

Die vorgenannten Ergebnisse demonstrieren in eindeutiger Weise den guten protektiven Effekt von Oxitropiumbromid in Hinblick auf die unspezifische bronchiale Hyperreaktivität und Hypersensitivität bei beschwerdefreien Untersuchten. Die Mehrzahl der ausgewerteten Parameter läßt dies signifikant sichern. Interessant ist der Befund, daß auch das Methylxanthin allein einen protektiven Effekt, wenn auch geringen Ausmaßes, hat. Das zu diskutierende Wirkprinzip über die Stimulation eines purinergen Rezeptors scheint hier keine Rolle zu spielen. Selbst bei vorgenanntem kleinem Untersuchungsgut zeigt sich der interessante Befund eines additiven Effekts der Präparatekombination. Sämtliche Parameter der Lungenfunktion und insbesondere des Carbacholtestes zeigen die

Präparatekombination den Monosubstanzen überlegen.

Setzt man die gewonnenen Ergebnisse mit denen der Literatur in Beziehung, so ist danach zu postulieren, daß Oxitropiumbromid nicht nur ein effektives Präparat zur Behandlung der Obstruktion bei chronisch-obstruktiver Bronchitis des älteren Menschen und bei der Protektion des allergeninduzierten Asthma bronchiale darstellt, sondern auch seine Stärke in der protektiven Wirkung in Hinblick auf die unspezifische bronchiale Hyperreaktivität besitzt. Vielfach wird dieser Erkenntnis in der praktischen Behandlung Rechnung getragen, indem die Therapie auf mehrere Säulen gestellt wird: Inhalative Verabreichung von Beta-2-Adrenergika in Kombination mit Anticholinergika und zusätzliche Verabreichung von Methylxanthinen.

Von diesem Therapieprinzip sollte in der Zukunft keinesfalls abgewichen werden, jedoch in Einzelfällen die fast gänzliche Nebenwirkungsfreiheit der Anticholinergika in den Vordergrund treten.

LITERATUR

[1] *Ashutos H., K. H. Lang:* Comparison between long-term-treatment of chronic bronchitic airway obstruction with Ipratropiumbromide and Metaprotenerol. Ann. allergy *53*, 401 (1984).

[2] *Chan C. S., I. G. Brown, C. A. Kelly, A. G. Dent, P. V. Zimmerman:* Bronchodilator responses to nebulized Ipratropium and Salbutamol singly and in combination in chronic bronchitis. Br. J. clin. pharmac. *17*, 103 (1984).

[3] *Dogan G., E. Dogan, J. Klar:* Chronisch-obstruktive Atemwegserkrankungen – Therapie mit dem Anticholinergikum Ventilat®. Z. Allg. Med. *60*, 1443 (1984).

[4] *Francis R. A., N. L. Thompson, D. Pavia, R. B. Douglas:* The effect of SCJ 1000 on the mocociliary clearance and lung function of healthy volunteers. Postgrad. med. J. *51*, 110 (1975).

[5] *Ghafouri M. A., K. D. Pathiel, I. Kass:* Sputum changes associated with the use of Ipratropiumbromide. Chest *86*, 367 (1984).

[6] *Göbel P.:* Ventilat® bei 240 Patienten mit chronisch-obstruktiven Bronchitiden – statistische Auswertung einer Langzeitstudie. Therapiewoche *34*, 4823 (1984).

[7] *Heering P., P. Satter, D. Schlenkhoff:* Untersuchungen vor und nach transthorakaler Vago-Sympathektomie bei chronischen Atemwegsobstruktionen. Atemw. Lungenkrankh. *8*, 406 (1984).

[8] *Heering, P. J., I. Zimmermann, W. T. Ulmer:* Die chirurgische Therapie der Atemwegsobstruktion. Med. Klin. *81*, 269 (1986).

[9] *Iravani J.:* Wirkung einiger bronchodilatierenden Substanzen auf die Flimmeraktivität. Int. J. klin. Pharm. *4*, 20 (1972).

[10] *Kaik G.:* Bronchospasmolytika und ihre klinische Pharmakologie. Urban & Schwarzenberg, München 1980.

[11] *Konietzko N., J. Kraft:* Bronchiale Hyperreagibilität. Therapiewoche *33*, 3985–3988 (1983).

[12] *Kux E.:* Thorakoskopische Eingriffe am Nervensystem. Thieme, Stuttgart 1954.

[13] *Kunkel G.:* Pathophysiologie von Vagus und Sympathikuswirkung am Bronchialsystem. In: Nolte D., A. Lichterfeld (Hrsg.): Interaktion von Vagus und Sympathicus. Urban & Schwarzenberg, München 1980, S. 7–13.

[14] *Matthys H., M. Müller, N. Konietzko, W. E. Adam:* Tracheobronchiale clearance studies with and without SCH 1000 using technetium sulfate particles. Postgrad. med. J. *51*, 108 (1975).

[15] *Minette A., M. Marcq:* Ventilatory results and side-effects of aerosols of Oxitropiumbromide, Ipratropiumbromide and Fenoterol in obstructive non-atopic bronchitis. In: Schultze-Werninghaus G., J. G. Widdicombe (ed.): Role of anticholinergic drugs. Gedon & Reuss, München 1982, S. 158–173.

[16] *Nolte D.:* Der Bronchialmuskeltonus. Fortschr. Med. *14*, 619 (1982).

[17] *Orehek J., P. Gayrard, A. P. Smith, C. Grimaud, J. Charpin:* Airway response to carbachol in normal and asthmatic subjects. Am. Rev. Respir. Dis. *115*, 937–943 (1977).

[18] *Pavia D., J. D. M. Bateman, N. F. Sheahan, S. W. Clarke:* Effect of Ipratropiumbromide on mucociliary clearance and

pulmonary function in reversible airways obstruction. Thorax *34*, 501 (1979).

[19] *Peel E. T., G. Anderson:* A dose-response study of Oxitropiumbromide in chronic bronchitis. Thorax *39*, 453 (1984).

[20] *Schmidt E. W., W. Reier:* Die Wirkung der inhalativen anticholinergischen Bronchodilatatoren Oxitropiumbromid und Ipratropiumbromid im Vergleich. Atemw.-Lungenkrankh. *7*, 348 (1985).

[21] *Schultze-Werninghaus G.:* Die Bedeutung der Parasympathikolytika in der Behandlung obstruktiver Lungenerkrankungen. In: Kaik G., G. Hitzenberger (Hrsg.): Die medikamentöse Behandlung der Obstruktion. Atemwegserkrankungen. Schnetztor, Konstanz 1979, S. 95.

[22] *Schultze-Werninghaus G.:* Dosis-Wirkungsuntersuchungen zur Frage der additiven Wirkung eines Beta-2-Sympathikomimetikums und eines Anticholinergikums bei allergischem Asthma bronchiale. Atemwegs- u. Lungenkrank. *7*, 57 (1981).

[23] *Schultze-Werninghaus G., E. Gonsior, J. Meier-Sydow:* Parasympathikolytika in der Behandlung obstruktiver Atemwegserkrankungen. Dt. Med. W.schr. *104*, 1099 (1979).

[24] *Schultze-Werninghaus G., J. Meier Sydow:* Anticholinergic agents in allergic airways obstruction in role of anticholinergic drugs. Gedon & Reuss, München 1982, S. 116–126.

[25] *Siemonsson B. G.:* Clinical action of anticholinergic drugs. In: Schultze-Werninghaus G., J. G. Widdicombe (eds.): Role of anticholinergic drugs. Gedon & Reuss, München 1982, S. 176–193.

[26] *Ulmer W. T., I. Zimmermann, D. Schlenkhoff:* Einseitige Vagus-Sympathicus-Druchtrennung (Kux-Operation) und einseitige Durchtrennung des Nervus laryngeus cranialis (Bochumer Operation) bei Patienten mit chronischer Atemwegsobstruktion. In: Bochumer Treff 1981. Gedon & Reuss, München 1982, S. 106–127.

[27] *Ulmer W. T., A. A. Bugalho de Almeida, M. S. Islam, I. Zimmermann:* Lokalisation und Bedeutung bronchodilatatorischer und bronchokonstriktorischer Rezeptoren. In: Bochumer Treff 1984. Gedon & Reuss, München 1984, S. 195.

[28] *Wilson N., C. Dickson, M. Silverman:* Bronchiale responsiveness to hyperventilation in children with asthma: inhibition by Ipratropiumbromide. Thorax *39*, 588 (1984).

Oxitropiumbromid versus Theophyllin versus Salbutamol bei Kindern mit chronisch-obstruktiven Atemwegserkrankungen

R. Joppich

Anticholinergika werden bei Kindern und Jugendlichen seit einigen Jahren in der Therapie chronisch-obstruktiver Atemwegserkrankungen eingesetzt [2, 3, 9, 10]. Sowohl Ipratropiumbromid [4, 17] als auch Oxitropiumbromid [8] waren in ihrer bronchodilatatorischen Wirksamkeit einem Beta-2-Sympathomimetikum vergleichbar. Wie bei Erwachsenen [12, 15], erwies sich auch bei Kindern und Jugendlichen die Kombination von Anticholinergikum und Beta-2-Sympathomimetikum als wirkungsvoller als das Anticholinergikum alleine [1, 18].

Besondere Bedeutung besitzen Anticholinergika bei der Therapie obstruktiver Atemwegserkrankungen des Säuglings und des Kleinkindes unter 18 Monaten. Beta-2-Sympathomimetika sind hier ineffektiv. Die Ursache scheint in einem altersbedingten Reifungsprozeß der Beta-Rezeptoren zu liegen [13]. Dagegen können mit Ipratropiumbromid asthmatische Beschwerden auch in dieser Altersgruppe nachhaltig behoben werden [6].

Bisher wenig eingesetzt wurden Anticholinergika bei der *Langzeitbehandlung* chronisch-obstruktiver Atemwegserkrankungen im Kindesalter. Hier kommen in erster Linie Beta-2-Sympathomimetika und Dinatriumcromoglykat (DNCG) und/oder Theophyllin-Retardpräparate zum Einsatz [5]. Ziel dieser offenen, prospektiven Studie war daher ein Vergleich der therapeutischen Wirksamkeit von Oxitropiumbromid mit dem Beta-2-Sympathomimetikum Salbutamol sowie einem Theophyllinpräparat.

Patienten und Methoden

Die Untersuchungen wurden an 45 Kindern und Jugendlichen (28 Jungen und 17 Mädchen) im Alter von 6 bis 17 Jahren (Durchschnittsalter 11 Jahre) durchgeführt. Bei 39 Patienten bestand ein Asthma bronchiale und bei sechs Patienten eine chronisch-obstruktive Bronchitis.

In der ersten Woche (Tag 1–7) erhielten alle Patienten täglich als Basistherapie 3×2 ml Dexpanthenol (Bepanthen®) mit 2 mg Salbutamol (8 Tropfen Sultanol®) und 4×20 mg DNCG (4×1 Kapsel Intal®).

Nach der ersten Woche wurden die Patienten in drei Gruppen zu je 15 Patienten eingeteilt. Die Therapie wurde in der zweiten und dritten Woche (Tag 8–21) als Erhaltungstherapie folgendermaßen fortgesetzt: in der ersten Gruppe wurde die Basistherapie mit Salbutamol und DNCG unverändert weitergeführt. In der zweiten Gruppe wurden die Salbutamol-Inhalationen durch $2 \times 0,2$ mg Oxitropiumbromid (2×2 Hübe Ventilat®-Dosieraerosol) ersetzt. In der dritten Gruppe erhielten die Patienten anstelle der Salbutamol-Inhalationen ein Theophyllin-Retardpräparat (PulmiDur®) in der Dosierung 16 bis 24 mg/kg Körpergewicht/Tag. Wie in der ersten Gruppe ging auch die Behandlung mit DNCG in der zweiten und dritten Gruppe unverändert weiter.

Die Lungenfunktion wurde vor Beginn der Untersuchungsserie und nach der ersten, zweiten und dritten Woche mit einem Ganzkörperplethysmographen bestimmt. Darüberhinaus wurden viermal am Tag (8, 12, 16, 20 Uhr) während der drei Wochen Peak-flow-Messungen mit einem Peak-flow-Meter vorgenommen.

Die Auswertung der Untersuchungsdaten erfolgte durch das Institut für angewandte Statistik Dr. J. Schnitker. Für den Vergleich der Mittelwerte wurde die einfache Varianzanalyse, zum Vergleich von Zeitwirkungsprofilen die Split-plot-Varianzanalyse und für den Vergleich von Häufigkeitsverteilungen der Chi-Quadrat-Test verwendet.

Ergebnisse

Im Gesamtkollektiv wurde in der ersten Woche unter Salbutamol und DNCG eine deutliche Besserung der Lungenfunktionsparameter beobachtet. Im Mittel wurden folgende relative Änderungen registriert: R_{aw} (Atemwegswiderstand) fiel um 21,6% ab, während SG_{aw}(spezifische Conductance) um 44,6%, PEF (maximaler exspiratorischer Spitzenfluß) um 20,6%, MEF 50 (maximaler exspiratorischer Fluß 50% Vitalkapazität) um 19,3% und VC (Vitalkapazität) um 13,1% anstiegen.

Abbildung 1 zeigt, daß R_{aw} unter der Erhaltungstherapie in der zweiten Woche in allen drei Gruppen weiter zurückging. In der dritten Woche nahm er aber unter Salbutamol um 31% und unter Theophyllin um 9% zu, während er unter Oxitropiumbromid unverändert blieb. SG_{aw} zeigte unter Salbutamol in der dritten Woche einen Abfall um 12%, unter Oxitropiumbromid einen Anstieg um 9% und unter Theophyllin keine Änderung.

Abbildung 2 zeigt die Peak-flow-Messungen während der dreiwöchigen Studie. Es fand sich eine zirkadiane Rhythmik mit morgendlichen Tiefstwerten. Im Gesamtkollektiv nahm der Peak flow im Verlauf der dreiwöchigen Studie signifikant zu ($p < 0.001$), wobei er sich in den Gruppen parallel entwickelte. Die Niveauunterschiede zwischen den Gruppen waren statistisch unauffällig.

Ebenso waren in der Erhaltungsphase die einmal wöchentlich mit einem Ganzkörperplethysmographen

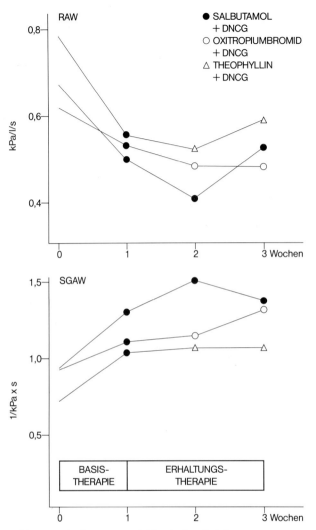

Abb. 1 Verlauf von R_{aw} und SG_{aw} in den drei Gruppen.

bestimmten Lungenfunktionsparameter statistisch nicht signifikant unterschiedlich.

Abbildung 3 zeigt die prozentualen Änderungen von PEF und VC in den drei Gruppen. Die Patienten-

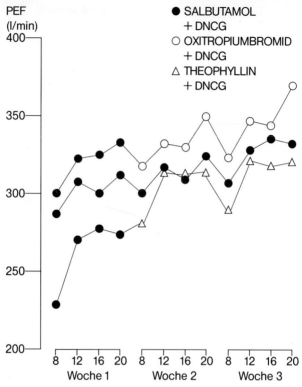

Abb. 2 Um 8, 12, 16 und 20 Uhr durchgeführte Peak-flow-Messungen in den drei Gruppen.

zahl (n = 15) wurde gleich 100% gesetzt. Bei PEF lag der Anteil von »Zunahme oder unverändert« in der Salbutamol- und Oxitropiumbromid-Gruppe bei 67%, in der Theophyllin-Gruppe bei 60%. Bei VC lag dieser Anteil mit 80% in der Oxitropiumbromid-Gruppe dagegen deutlich höher als in den beiden anderen Gruppen. Der Unterschied war aber nicht signifikant.

Zur Bewertung der drei Präparate wurde auch das Verhalten der Lungenfunktionsparameter unter der Basistherapie berücksichtigt. Es wurde differenziert zwischen Respondern (Besserung des betreffenden Pa-

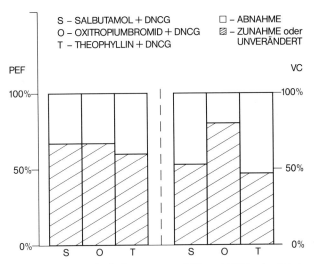

Abb. 3 Prozentuale Änderungen von PEF und VC in der Erhaltungsphase in den drei Gruppen.

rameters unter der initialen Basistherapie) und Nonrespondern (keine Besserung unter der Initialtherapie). Geprüft wurde, ob die Wirkung der drei verschiedenen Präparate in der Erhaltungsphase auf Responder und Nonresponder unterschiedlich ist.

Für Nonresponder der Initialtherapie traten überwiegend Besserungen unter der Anschlußtherapie mit Salbutamol, Oxitropiumbromid und Theophyllin ein. Die Unterschiede waren aber statistisch nicht auffällig. Bei den Respondern war der Rückgang von VC unter Salbutamol und Theophyllin im Vergleich zu Oxitropiumbromid deutlich. Der Unterschied war mit $p < 0{,}025$ signifikant (Abb. 4). Bei den übrigen Lungenfunktionsparametern bestanden weder bei den Respondern noch bei den Nonrespondern statistisch signifikante Unterschiede.

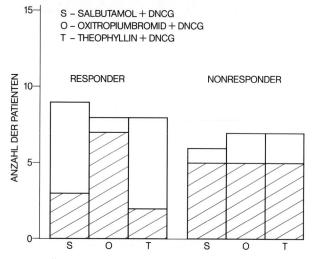

Abb. 4 Änderung von VC in der Erhaltungsphase bei Respondern und Nonrespondern. Symbole: Zunahme oder unverändert schraffiert, Abnahme nicht schraffiert wie in Abbildung 3.

Diskussion

Unsere Untersuchungen an Kindern zeigen, daß die Behandlung von chronisch-obstruktiven Atemwegserkrankungen mit Oxitropiumbromid zu gleichwertigen Ergebnissen führt wie mit Salbutamol oder Theophyllin. Alle drei Präparate hatten in Kombination mit DNCG während einer zweiwöchigen Anwendung eine protektive Wirkung, nachdem initial die Bronchialobstruktion mit Salbutamol und DNCG gebessert worden war.

Die bronchodilatatorische Wirkung des Oxitropiumbromid war tendenziell etwas deutlicher als die der beiden anderen Präparate. Die Ursache lag darin, daß R_{aw} unter Salbutamol nach der zweiten Woche wieder zunahm und sich auch die übrigen Parameter verschlechterten. Unter Oxitropiumbromid wurden dagegen die Meßgrößen einschließlich R_{aw} kontinuierlich positiv beeinflußt, während unter Theophyllin die Änderungen nicht einheitlich, insgesamt aber relativ gering waren. Die Unterschiede zwischen den Gruppen waren jedoch, mit Ausnahme der Vitalkapazität bei den »Respondern«, statistisch nicht signifikant.

Unsere Beobachtungen stimmen mit Ergebnissen der Literatur überein. So fanden Nelson und Mitarbeiter [11] bei 8- bis 13jährigen Kindern nach einer ein- bis zweiwöchigen Therapie mit Salbutamol wieder eine Zunahme der Bronchokonstriktion. Unter Ipratropiumbromid wurde dagegen eine Tachyphylaxie nicht beobachtet [9]. Gleiches gilt auch für das Oxitropiumbromid, wie unsere Untersuchungen zeigen.

In einer Reihe von Studien an Erwachsenen war darauf hingewiesen worden, daß Anticholinergika, so auch das Oxitropiumbromid, beim exogen-allergischen Asthma weniger wirksam sind als beim nicht-allergischen [7, 14, 16]. Untersuchungen an Kindern zeigten dagegen, daß das exogen-allergische Asthma durch Anticholinergika günstig beeinflußt wird [9]. Bei unseren Asthmatikern war in 85% der Hauttest positiv. Oxitropiumbromid schützte somit auch vor allergischem Asthma.

Bei zwei Patienten mit schwerem Asthma (Stadium IV) bestanden die asthmatischen Beschwerden trotz der Initialtherapie fort. Für dieses Asthma-Stadium war die Therapie nicht ausreichend und die Patienten mußten aus der Studie genommen werden. Während der Erhaltungstherapie traten bei vier weiteren Patienten mit mittelschwerem Asthma Beschwerden in allen drei Gruppen auf, bei je einem Patienten in der Salbutamol- und Oxitropiumbromid-Gruppe, bei zwei Patienten in der Theophyllin-Gruppe. Diese Beschwerden hielten nur kurzfristig an und eine zusätzliche Medikation war nicht erforderlich.

Systemische Nebenwirkungen wurden in keiner der drei Gruppen beobachtet. Zwei Kinder beschwerten sich über das Oxitropiumbromid wegen seines schlechten Geschmackes und der Mundtrockenheit.

Zusammenfassend können wir aufgrund unserer

Untersuchungen sagen, daß Oxitropiumbromid eine gute Wirksamkeit bei geringen Nebenwirkungen zeigte. Als besonders günstig für Kinder erweist sich seine lange Wirkungsdauer: da das Präparat nur morgens und abends inhaliert werden muß, können die Eltern die Medikamenteneinnahme besser überwachen. Oxitropiumbromid stellt deshalb eine wirkungsvolle Ergänzung besonders auch der Asthmatherapie bei Kindern dar.

LITERATUR

[1] *Beck R., C. Robertson, M. Galdès-Sebaldt, H. Levison:* Combined salbutamol and ipratropium bromide by inhalation in the treatment of severe acute asthma. J. Pediatrics *107*, 605 (1985).

[2] *Cavanaugh M. J., D. M. Cooper:* Inhaled atropine sulfate: dose response characteristics. Amer. Rev. Resp. Dis. *114*, 517 (1976).

[3] *Cropp G. J. A.:* The role of the parasympathetic nervous system in the maintenance of chronic airway obstruction in asthmatic children. Amer. Rev. Resp. Dis. *112*, 599 (1975).

[4] *Groggins R. C., A. D. Milner, G. M. Stokes:* Bronchodilator effects of clemastine, ipratropium bromide, and salbutamol in preschool children with asthma. Arch. Dis. Child *56*, 342 (1981).

[5] *Hardt H. von der, D. Hofmann:* Das Asthmasyndrom. In: Fenner A., H. von der Hardt (Hrsg.): Pädiatrische Pneumologie. Springer, Berlin 1985.

[6] *Hodges I. G. C., R. C. Groggins, A. D. Milner, G. M. Stokes:* Bronchodilator effect of inhaled ipratropium bromide in wheezy toddlers. Arch. Dis. Child *56*, 729 (1982).

[7] *Jolobe O. M. P.:* Asthma vs non-specific reversible airflow obstruction: clinical features and responsiveness to anticholinergic drugs. Respiration *45*, 237 (1984).

[8] *Joppich R.:* Vergleich der Wirkungen von Reproterol, Oxitropiumbromid, DNCG und Theophyllin auf das Anstrengungs-Asthma bei Kindern. Atemw. Lungenkrh. (im Druck).

[9] *Lin M. T., E. Lee-Hong, C. Collins-Williams:* A clinical trial of the bronchodilator effect of Sch 1000 Aerosol in asthmatic children. Annals of Allergy *40*, 326 (1978).

[10] *Mann N. P., E. J. Hiller:* Ipratropium bromide in children with asthma. Thorax *37*, 72 (1982).

[11] *Nelson H. S., D. Raine, C. Doner, C. W. Posey:* Subsensitivity to the bronchodilator action of albuterol produced by chronic administration. Amer. Rev. Resp. Dis. *116*, 871 (1977).

[12] *Rebuck A. S., M. Gent, K. Chapman:* Anticholinergic and sympathomimetic combination therapy of asthma. J. Allergy Clin. Immunol. *71*, 371 (1983).

[13] *Reinhardt D.:* Die Therapie der obstruktiven Säuglingsbronchitis. Monatsschr. Kinderheilkd. *132*, 448 (1984).

[14] *Schultze-Werninghaus G.:* Anticholinergic versus β_2-adrenergic therapy in allergic airways obstruction. Respiration *41*, 239 (1981).

[15] *Tukiainen P., Y. Salorinne:* Oxitropium, Salbutamol and their combination in asthma. Eur. J. Respir. Dis. *67*, 31 (1985).

[16] *Wiessmann K. J.:* Die Wirkung des anticholinergen Bronchodilatators Oxitropiumbromid im Vergleich zu Fenoterol. Atemwegs- und Lungenkrankh. *5*, 110 (1979).

[17] *Yeung R., G. M. Nolan, H. Levison:* Comparison of the effects of inhaled Sch 1000 and Fenoterol on exercise-induced bronchospasm in children. Pedatrics *66*, 109 (1980).

[18] *Zimmermann T., W. Drexel:* Asthma bronchiale im Kindesalter – Therapie mit Fenoterol- und Ipratropiumbromid-Pulver. Monatsschr. Kinderheilkd. *132*, 915 (1984).

Oxitropiumbromid versus Theophyllin bei Patienten mit chronisch-obstruktiven Atemwegserkrankungen

W. Böhning und R. Wettengel

Seit den 70er Jahren hat Theophyllin eine Renaissance durchgemacht. Die ursprüngliche Intention mit Beeinflussung akuter adrenalinresistenter Bronchospasmen ist heute überwiegend der Vorstellung gewichen, Theophyllin als Erhaltungstherapie zur Kontrolle und Prävention chronischer Asthmasymptome einzusetzen. Dabei hat sich eine deutliche Dosisabhängigkeit oder besser, eine Abhängigkeit der Wirkung von den Serum-Spiegeln gezeigt. Bei der Behandlung mit Theophyllin hat sich daher allgemein die individuelle Dosisanpassung durchgesetzt. Da die therapeutische Breite des Theophyllins außerordentlich gering ist, sind dadurch natürlich die bekannten Nebenwirkungen des Theophyllins sehr in den Vordergrund getreten.

In der Tat ist es in den letzten Jahren weltweit zu einer erheblichen Zunahme von Theophyllin-Intoxikationen gekommen, unberücksichtigt dabei die in suizidaler Absicht entstandenen.

Die schon bei relativ niedrigen Serum-Spiegeln auftretenden Intoxikationszeichen wie Unruhe, Schlafstörungen und Tremor beziehungsweise abdominelle Symptome können bereits den Komfort der Patienten ganz erheblich beeinträchtigen.

Ziel unserer Untersuchung war es, in einer subakuten Studie bronchospasmolytische Wirksamkeit und insbesondere auch die Verträglichkeit von Oxitropiumbromid im Vergleich mit Theophyllin zu prüfen. Bei Patienten mit chronisch-obstruktiven Atemwegserkrankungen wurde als Basismedikation Oxitropium-bromid als Dosier-Aerosol einer oralen Theo-phyllinbehandlung hinsichtlich Effekt und Praktikabi-lität der Behandlung gegenübergestellt.

Aufgenommen in die Studie wurden Patienten mit reversibler Atemwegsobstruktion, nachgewiesen durch wenigstens 25%ige Abnahme der Atemwegswi-derstände im Bronchospasmolysetest mit Fenoterol. Das Alter lag zwischen 20 und 60 Jahren mit Limitie-rung der Körpergröße zwischen 160 und 180 cm im Hinblick auf die fixe Theophyllindosis. Den zwei Be-handlungsphasen I und II wurden zur Erreichung ver-gleichbarer Ausgangswerte eine Vorperiode (VP) bzw. eine wash-out-Phase (WO) vorangestellt. Die Dauer der Vorperiode bzw. wash-out-Phase betrug zwei Ta-ge, die Behandlungsphase dauerte jeweils fünf Tage.

Die Wirkungen der Vergleichspräparate wurden intraindividuell verglichen, wobei die Anwendung doppelblind erfolgte durch Anwendung der double-dummy-Technik.

Die Prüfparameter wurden mittels Bodyplethys-mographie und Spirographie als Basiserhebung sowie als Vor- und Nachbefund sowohl von Phase I als auch Phase II erhoben.

Anhand von vierstufigen Bewertungsskalen wur-den Nacht- und Tages-Asthma, Belastungsdyspnoe, Husten, Hustenanfälle und Auswurf erfaßt. Täglich wurden durch den Patienten in einer Patientenkarte die notwendige, begleitende Fenoterol-Inhalation per Do-sier-Aerosol, eventuelle therapiebedingte Begleiteffek-te sowie regelmäßig viermal täglich und gegebenenfalls zusätzlich in der Nacht Peak-flow-Messungen regi-striert.

Bei der Präsentation der Ergebnisse möchte ich es vermeiden, mich auf scheinbar klare Befunde zu be-schränken. Vielmehr möchte ich die vielfältigen Über-legungen, die bei der Auswertung der Ergebnisse ent-standen sind, erwähnen, weil sie mit Einschränkung für die klinische Therapie mit diesen beiden Substanzen wichtig sind.

Bezüglich therapeutischer Effekte und Nebenwirkungen sind Theophyllin und Oxitropiumbromid ungefähr gleichwertig zu beurteilen. Der therapeutische Effekt ist allerdings nicht sehr ausgeprägt und nur bei einem Teil der Patienten befriedigend. In der abschließenden Beurteilung wurde die Wirkung von Oxitropiumbromid bzw. Theophyllin von 35% bzw. 55% der Patienten als gut bezeichnet. Auch die Beeinflussung der Funktionsparameter ist im prä-post-Vergleich sehr begrenzt.

Beispielhaft seien spezifische Conductance und exspiratorische Sekundenkapazität erwähnt. Sie zeigt eine leichte Tendenz zugunsten von Theophyllin, die statistisch jedoch ohne Bedeutung bleibt. Die Ansprechbarkeit gegenüber einem Betamimetikum im Bronchospasmolysetest ist im prä-post-Vergleich unverändert.

Interessanter als die punktuell erhobenen spirographischen und atemmechanischen Parameter scheinen die Peak-flow-Verläufe.

Die Bewertung der Peak-flow-Verläufe bereitet Schwierigkeiten. Die randomisierte Aufteilung des Kollektives in die Medikationsfolgen Oxitropiumbromid – Theophyllin bzw. Theophyllin – Oxitropiumbromid führt zu Inhomogenitäten, die sich vermutlich auf den Verlauf der Parameter und damit auch auf die Auswertung im cross-over-Design ausgewirkt haben. Während in der Gruppe Theophyllin-Oxitropiumbromid weitgehend stationäre Befunde vorliegen, kommt es in der Gruppe Oxitropiumbromid – Theophyllin nach Besserung unter Oxitropiumbromid zu einer deutlichen Verschlechterung in der wash-out-Phase, die zu veränderten Voraussetzungen für die Theophyllinanwendung führt (Abb. 1).

Die beiden Grafiken verdeutlichen den weitgehend stationären Status in der Gruppe Theophyllin – Oxitropiumbromid sowie die stärkere Variation der Parameter in der anderen Gruppe, hier vor allem die deutliche Befundverschlechterung in der wash-out-Phase nach Absetzen von Oxitropiumbromid.

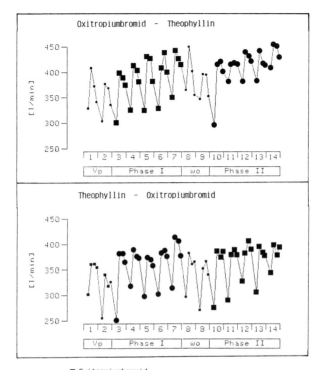

■ Oxitropiumbromid
● Theophyllin

Abb. 1 Verlauf der Strömungsgeschwindigkeit.

Die mittleren Ausprägungen der Strömungsgeschwindigkeit im Verlauf der insgesamt 10-tägigen Behandlungsphasen zeigen dagegen eine überraschende Übereinstimmung zwischen den beiden Prüfsubstanzen (Abb. 2).

Nach jeweils fünf Therapietagen mit Theophyllin wurden Theophyllinkonzentrationen zwischen 5,6 und 23,5 mg/l mit einem Mittelwert von 11,8 mg/l registriert. Eine positive Korrelation zwischen optimaler Serum-Konzentration und Peak-flow-Verläufen ergab sich lediglich in vier Fällen. Bei diesen vier Fällen wurde jedoch lediglich einmal auch die Präferenz zugunsten von Theophyllin angegeben. Sowohl die Peak-

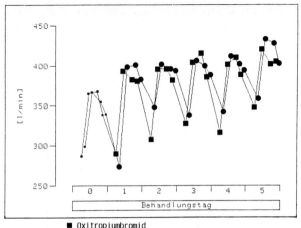

- ■ Oxitropiumbromid
- ● Theophyllin

Abb. 2 Strömungsgeschwindigkeit unter der Behandlung mit Oxitropiumbromid und Theophyllin.

flow-Verläufe als auch alle anderen Prüfparameter lassen eine Präferenz der Phase II gegenüber der Phase I erkennen und zwar im Verhältnis 13:7. Ergänzend muß gesagt werden, daß die potentiellen Effekte beider Prüfsubstanzen in einem festen Dosierungsschema nicht ausgeschöpft werden können. Durch Dosisoptimierung ließe sich das Behandlungsergebnis bei einem Teil der Patientinnen sicherlich verbessern.

Die Einzelverläufe lassen das zum Teil gänzlich unterschiedliche Ansprechen der Patienten gegenüber den Prüfsubstanzen erkennen, wobei gerade dieser Aspekt ja wesentlich für die klinische Therapie zu berücksichtigen ist.

In der Beurteilung der Verträglichkeit ergaben sich sieben Präferenzen für Oxitropiumbromid und vier Präferenzen für das Theophyllin. Es ließen sich dabei jedoch keine Zusammenhänge zwischen Verträglichkeit und gemessenen Theophyllin-Serum-Konzentrationen herstellen.

Im Gegensatz zur Verträglichkeit wurden im intraindividuellen Vergleich der Wirksamkeit vier Präferenzen für Oxitropiumbromid und sechs Präferenzen für Theophyllin in beiden Therapiephasen ermittelt.

Zusammenfassend können die Folgerungen formuliert werden.

– Bei teilweise reversibler Atemwegsobstruktion können mit 2×200 mcg Oxitropiumbromid und 800 mg Theophyllin vergleichbare Wirkungen erzielt werden. Hierbei muß das unterschiedliche Ansprechen der Patienten auf die beiden Substanzen berücksichtigt werden.

– Die subjektive Besserung ist häufig nicht zufriedenstellend bei diesen fixen Dosierungen.

– Für die klinische Therapie ergibt sich die Notwendigkeit, durch individuelle Dosisanpassung die Wirkung zu verbessern und jeweils zwischen Respondern und Non-Respondern zu differenzieren.

Diskussion

PETRO: Jetzt wissen wir, was wir im klinischen Bereich tun sollten und was wir nicht tun sollten, oder? Die drei Vorträge sind eröffnet zur Diskussion.

NN: Man müßte unterstreichen, wie wichtig es ist, daß man die Vagolyse betont. Ich bin selbst betroffen. Man könnte das Ganze, was man eben gehört hat mit einem Satz zusammenfassen: »Je besser der Doktor in der Lage ist, das Lokaltherapeutikum in die Tiefe zu bringen, desto besser ist sein Erfolg.«

PETRO: Herr Professor Ulmer, stimmt das? Ich kenne Untersuchungen, in denen Sie Präparate in die obere Trachea applizieren, oder auch in die Nase und da einen genausoguten broncholytischen Effekt haben. Ich glaube, Sie meinen das folgende: Wenn es dem Doktor gelingt, dem Patienten klar zu machen, daß er das Anticholinergikum auch nehmen soll, ohne daß die erwarteten Nebenwirkungen eintreten, dann hat er schon viel erreicht.

NN: Nein, nicht nur das, sondern ich muß in der Lage sein zu sehen, ob der Patient das Präparat richtig appliziert, oder ob er dagegenhustet, oder auch Angst vor dem Inhalieren hat. Ich muß sämtliche Probleme von der Vielzahl von Problemen erkennen, die mit der Applikation zusammenhängen, und die ich als Arzt beseitigen muß. Wenn ich dies schaffe, dann habe ich Erfolg, sonst nicht.

PETRO: Die Compliance ist, wie Sie das jetzt sagten, ein sehr wesentliches Problem. Dennoch lassen Sie mich noch einmal insistieren: Es ist nicht das Hauptproblem, wie tief Sie das Anticholinergikum in die Atemwege bekommen, denn es wirkt auch, wenn Sie es nur in der Trachea applizieren!

NN: Das ist falsch. Wir sehen doch ständig Patienten, die völlig insuffiziente Applikationstechniken haben. Im Bodyplethysmographen ändert sich dann gar nichts. Sobald die Patienten richtig trainiert werden in der Inhaltionstechnik, klappt es. Wichtig ist die Applikation in die Tiefe des Bronchialsystems. Bekomme ich das Lokaltherapeutikum in die Tiefe der Atemwege, habe ich einen größeren Erfolg, so einfach und so logisch ist das.

PETRO: Gibt es noch weitere Fragen? Was meinen Sie zu meinem Vorschlag, daß man offenbar ein Anticholinergikum als protektiv wirksames Medikament benutzen kann, anstatt eines teuren Dinatriumchromoglykat, Herr Schultze-Werninghaus?

SCHULTZE-WERNINGHAUS: Herr Petro, ich glaube, so weit sind wir nicht. Wir wissen, daß Chromoglycinsäure sehr viele Eigenschaften besitzt, vor allen Dingen auch auf die sogenannte Spätreaktion wirkt, also antientzündliche Eigenschaften besitzen, die zumindest partiell sich als »Kortison-Spar-Effekt« auswirken. So hat sicherlich die Chromoglycinsäure einen weitaus besseren Effekt, als man das an den reinen Sofortreaktionen erkennen kann.

PETRO: Dann ist der Preis ja berechtigt.

NN: Eine Frage an Herrn Schultze-Werninghaus: Das Problem der Anticholinergika-Therapie ist, daß man die Wirkung einfach bei einem Patienten nicht voraussagen kann. Mit Einschränkung ist dies auch das Problem bei der Intal®-Therapie, daß wir bei einem bestimmten Patienten die Antwort nicht voraussagen können. Die Frage ist, ob wir bei Patienten, die einen Schutz durch das Anticholinergikum haben, dies auch durch DNCG erreichen? Wie ist das Verhältnis dieser beiden Präparate zueinander?

SCHULTZE-WERNINGHAUS: Das kann ich nicht im Detail beantworten. Wir haben nicht genügend Fälle, bei denen wir beides gegeben haben. Bei den Fällen, die wir wiederholt untersucht haben, kommt noch ein weiterer Effekt dazu. Ich glaube, das ist auch etwas, was Herr Ulmer immer wieder findet, daß leider auch der Anticholinergika-Effekt nicht konstant ist. An einem Tag wirkt die Substanz, am nächsten Tag nicht. Das gilt ganz besonders natürlich für die Bronchospasmolyse. Wir haben viele Parameter korreliert mit unseren Anticholinergika-Effekten. Wir haben überhaupt nichts gefunden, was uns voraussagen ließe, welcher Patient reagiert und welcher nicht. Weder die Ausgangswerte, noch die Krankheitsdauer, die Histamin-Empfindlichkeit, noch die Metacholin-Empfindlichkeit korrelieren mit den Effekten.

SILL: Die Beurteilung der anticholinergen Therapie wird dadurch erschwert, daß in der Literatur bei entsprechenden Untersuchungen der Sauerstoffpartialdruck in der Regel nicht mitgemessen wird. Außerdem fällt auf, daß häufig Restistance-Senkungen zu erreichen sind, wo hingegen das thorakale Gasvolumen keine signifikanten Veränderungen zeigt. Ipratropiumbromid ist, wir dürfen dasselbe wohl für Oxitropiumbromid unterstellen, gegenüber dem von Euler-Liljestrand-Mechanismus indifferent. Dies würde bedeuten, daß bei einer guten Bronchospasmolyse traumhafte Anstiege des O_2-Partialdruckes resultieren müßten. Der PO_2-Anstieg müßte besser sein als bei Substanzen, die neben der Bronchospasmolyse auch eine Vasodilatation bewirken. Dies ist aber in der Regel nicht der Fall, und bei den vorgestellten Arbeiten ist lediglich bei Herrn Schultze-Werninghaus der Sauerstoffpartialdruck aufgetaucht. Es stellt sich die Frage, ob diese Substanzen nur eine Bronchospasmolyse nur in dem Atemwegsbereich bewirken, der für den Gasaustausch nicht entscheidend ist, das heißt, in den mehr zentral gelegenen Atemwegen. Meine Frage richtet sich also an die heutigen Referenten, die operative und pharmakologische Maßnahmen angesprochen haben. Ich darf Sie bitten anzugeben, ob Ihre therapeutischen Maßnahmen die Sauerstoffpartialdrucke günstig beeinflußt haben?

PETRO: Wer kann diese Frage beantworten? Ich dachte eigentlich immer, daß der Sauerstoffpartialdruck einfach zu unempfindlich ist, im Vergleich zur Resistance oder sogar zur Conductance. Wer hat Erfahrungen mit Messungen des Sauerstoffpartialdruckes? Herr Schultze-Werninghaus?

SCHULTZE-WERNINGHAUS: Die Daten unserer Studie zeigen ganz klar: Eine Korrelation besteht zwischen bronchospasmolytischem Effekt und Verbesserung des Sauerstoffpartialdruckes. Unabhängig von der Substanz (Beta-Adrenergikum oder Anticholinergikum). Hinweisen möchte ich auf die Abbildung 2 meines Beitrages.

SILL: Herr Schultze-Werninghaus, die Korrelation, die Sie angeben, ist erreicht worden bei Patienten, die Sie zuvor bronchial provoziert haben. Sicher besteht ein Unterschied zu dem therapeutischen Ansprechen dieser Substanzen bei Patienten mit chronisch-obstruktiven Atemwegserkrankungen; und hier vermisse ich einen entsprechenden Effekt in der mir zugänglichen Literatur.

PETRO: Herr Dorow, Sie haben ein Optimum bei 1500 µg Oxitropiumbromid erzielt, das sind ja, wenn ich das jetzt auf das Dosieraerosol ummünze, 15 Hübe. Sie haben wahrscheinlich die Inhalationslösung genommen. Kann jemand sagen, was jetzt in Bezug auf das Dosieraerosol dann die optimale Dosierung ist?

SCHULTZE-WERNINGHAUS: Beim Allergen-Bronchospasmus ist beim Oxitropiumbromid 200 µg die optimale Dosis und bei Ipratropiumbromid auch. Leider liegt ja in der Dosieraerosolform in sehr viel niedriger Konzentration Ipratropiumbromid vor, aber als Kapsel gibt es das auch genau in dieser Dosierung.

ULMER: Wir sollten vielleicht doch daran erinnern oder uns Gedanken darüber machen, daß das unterschiedlich gegeben worden ist. Einmal in wäßriger Lösung und einmal als Kristallsuspension, und das ist nicht unbedingt das gleiche, weil Sie lokal eine sehr hohe Konzentration haben und bei der wäßrigen Lösung nicht. Aber ich wollte noch einmal auf die Frage Sauerstoffwirkung, ob Sauerstoff oder nicht, eingehen. Ich glaube, wir sollten vorsichtig sein mit solchen Mittelwertbetrachtungen. Wenn man das im einzelnen analysiert, dann sieht man eben sehr schön, daß einzelne Patienten bei der Bronchodilatation sehr gut mit dem Sauerstoffdruck ansteigen und bei anderen, da ändert sich überhaupt nichts. Aber die Resistance geht trotzdem runter. Das heißt, da gibt es Probleme in den zentralen Atemwegen und in den peripheren Atemwegen. Man muß wirklich jeden einzelnen Patienten anschauen und das öfter mal machen, und dann sieht man, daß man mit einer gezielteren Diagnostik und Therapie dort bessere Aussagen machen kann, wo der Schwerpunkt seiner Krankheit liegt und nicht mit den Mittelwerten. Wir sollten ein bißchen individueller vorgehen.

NN: Zum Vortrag von Frau Küppers oder vielleicht an Herrn Petro. Was mich gewundert hat, war die Theophyllindosis, die Sie gewählt haben, und zwar mit 2×200 mg. Damit liegen Sie ja erfahrungsgemäß wahrscheinlich nur bei einem Spiegel von 5 µg/ml und das relativiert ja die Aussage. Gibt es dafür einen bestimmten Grund, warum Sie das so niedrig angesetzt haben, oder haben Sie den Spiegel gemessen?

PETRO: Erstens kann man sicherlich darüber streiten, ob Sie mit 2×200 mg nur einen Spiegel von 5 µg/ml erreichen. Ich erlebe gerade hier in Bad Reichenhall ein Phänomen, daß diese Patienten alle bei 15 µg/ml liegen, was mich natürlich auch wundert. Und zum zweiten heißt ein Spiegel von 5 µg/ml ja noch nicht unbedingt kein Therapieeffekt. Und drittens schließlich ist das die Dosierung, die der Hersteller, es handelte sich da um Pulmidur, angegeben hat. Wir wollten bei den Empfehlungen der Hersteller bleiben, das war der Grund, aber ich meine schon, daß man bei der 2×200 mg Dosierung einen guten Therapieeffekt sehen kann.

Der »Bronchospasmolysetest« in der Praxis

H. Magnussen

Die Therapie obstruktiver Atemwegserkrankungen umfaßt bronchialerweiternde Pharmaka, deren individuelle Wirksamkeit mit Hilfe von Lungenfunktionstesten überprüft werden soll.

Wir können daher die Versorgung pneumologischer Patienten verbessern, sofern möglichst viele Ärzte davon überzeugt werden, daß Patienten mit Atembeschwerden einer funktionellen Diagnostik unterzogen werden müssen und möglichst viele Ärzte und Patienten wissen, daß die inhalierbaren, bronchialerweiternden Pharmaka einen Nutzen bringen, der mit seltenen Nebenwirkungen erkauft wird.

Einfache Lungenfunktionsteste

Die spirometrische Messung ist heute so schnell, einfach und preiswert durchführbar, daß ein Arzt, der Patienten mit Atembeschwerden ohne Kenntnis und Verlaufskontrolle ihrer Lungenfunktion behandelt, einen medizinischen Standard dokumentiert, der der Behandlung der Hypertonie ohne Blutdruckmeßgerät und der Behandlung von Rhythmusstörungen ohne EKG gleichkommt. Diese Forderung ist nicht überzogen, sondern spiegelt lediglich die Verteilung von funktionellen Folgen verschiedener Erkrankungen wider. So konnten wir in einer früheren Untersuchung bei 631 unausgewählten, poliklinischen Patienten zeigen, daß 17% der Patienten eine bedeutsame funktionelle Beeinträchtigung ihres Atemapparates aufwiesen, während krankhafte Veränderungen im Elektrokardiogramm bei 15% der Patienten gefunden wurden [1].

Die meisten Pneumologen sind heute davon überzeugt, daß eine Verbesserung der Strömungsverhältnisse in den Atemwegen mit inhalierbaren Pharmaka erreicht werden kann [2]. Um dem häufigen Fehler zu begegnen, die inhalierbaren Beta$_2$-Sympathikomimetika und/oder Anticholinergika dem Notfall vorzubehalten, ist es sinnvoll, Arzt und Patient von der Wirksamkeit der wiederholten Anwendung bei der Dauertherapie zu überzeugen. Diese Überzeugungsarbeit wird durch das Peak-flow-Meter erleichtert [3]. Obwohl das Peak-flow-Meter für die Selbstkontrolle obstruktiver Atemwegserkrankungen ein hervorragendes Instrument ist, muß vor dem Versuch gewarnt werden, die spirometrische Funktionsdiagnostik in der Praxis mit Hilfe des Peak-flow-Meters durchzuführen. Abbildung 1 zeigt, daß die Korrelation zwischen den konventionellen Daten der Lungenfunktionsdiagnostik (Spirometrie und Ganzkörperplethysmographie) mit dem Peak-flow-Wert bei Patienten mit Lungenemphysem und Asthma bronchiale so locker ist, daß im Einzelfall die funktionelle Einschränkung nicht durch einen Peak-flow-Wert vorhergesagt werden kann. Dies wird besonders deutlich an zwei Fallbeispielen, die in Abbildung 2 wiedergegeben sind. Der Patient mit einem Lungenemphysem und die Patientin mit einer Lungenfibrose zeigen identische Peak-flow-Werte, obwohl die ganzkörperplethysmographischen und spirometrischen Daten die krankheitsspezifischen Unterschiede aufweisen. Abbildung 3 soll erneut dokumentieren, daß mit Hilfe des Peak-flow-Meters der spontane und medikamentös beeinflußte Verlauf der Erkrankung hervorragend dokumentiert werden kann.

Praxisstudie

Vor dem Hintergrund dieses Wissens führte die Firma Dieckmann, Bielefeld, eine Studie durch, bei der die Wirksamkeit des inhalierbaren Anticholinergikums Oxitropiumbromid im Akut- und Langzeitversuch

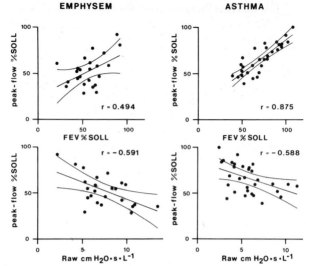

Abb. 1 Beziehung zwischen Peak-flow-Werten (in % der Soll-Werte nach Gregg und Nunn), FEV$_{1,0}$ (in % der Soll-Werte nach EGKS) und dem Atemwegswiderstand (R$_{aw}$) bei 24 Patienten mit chronischer Bronchitis und 27 Patienten mit Asthma bronchiale. Neben den Einzeldaten sind die linearen Regressionsgeraden und die Vertrauensintervalle für 95% der Daten eingezeichnet. (Mit freundlicher Genehmigung des G. Thieme Verlages [3]).

Abb. 2 Vergleich der Lungenfunktionsdaten bei einem 74-jährigen Patienten mit obstruktivem Lungenemphysem und einer 60-jährigen Patientin mit fibrosierender Lungenerkrankung, die beide einen Peak-flow von 250 l/min aufwiesen. Im oberen Teil der Abbildung ist ein Fluß-Volumen-Diagramm, im unteren Teil das plethysmographische Strömungs-Druck-Diagramm gezeigt. $\dot{V}_E$ = exspiratorische Stromstärke in l/min, $\dot{V}$ = Stromstärke in l/min, ΔP = Druckdifferenz in cmH$_2$O, TK = Totalkapazität in l$_{BTPS}$, FEV$_{1,0}$ = Atemstoß in l$_{BTPS}$, RV = Residualvolumen in l$_{BTPS}$, VK = Vitalkapazität in l$_{BTPS}$, MEF$_{50 \text{ und } 25}$ = maximale exspiratorische Stromstärke bei 50 bzw. 25% der exspirierten Vitalkapazität in l/s, R$_{aw}$ = Atemwegswiderstand in cmH$_2$O·s·l^{-1}, IgV = intrathorakales Gasvolumen bei funktioneller Residualkapazität in l$_{BTPS}$. (Mit freundlicher Genehmigung des G. Thieme Verlages [3].)

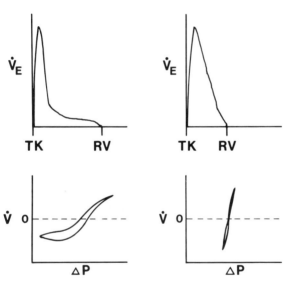

	EMPHYSEM B.B. ♂ 74 J.	FIBROSE A.S. ♀ 60J.
TK	9,5	3,2
VK	2,9	1,7
FEV_1	0,8	1,4
MEF_{50}	0,35	2,2
MEF_{25}	0,3	0,7
Raw	10,7	3,7
IgV	7,3	1,8

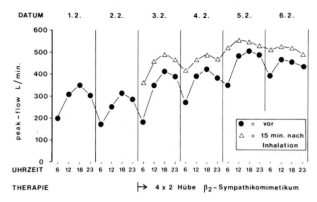

Abb. 3 Beispiel eines Peak-flow-Protokolls eines 23-jährigen Patienten mit allergischem Asthma bronchiale während einer sechstägigen Beobachtungsphase. Am dritten Tag wurde mit der sechsstündigen Inhalation von zwei Hüben eines β_2-Sympathikomimetikums begonnen. (Mit freundlicher Genehmigung des Springer-Verlages [2].)

funktionell und klinisch überprüft werden sollte. Bei der Studie handelt es sich um eine sogenannte Praxisstudie, die das Ziel hatte, bei möglichst vielen Ärzten möglichst viele Patienten mit Atemwegserkrankungen zu erfassen und behandeln zu lassen. Es soll nicht verschwiegen werden, daß derartige Studien problematisch sind, da die Güte der Diagnostik, die Einteilung der Patienten und die Sorgfältigkeit der Verlaufskontrolle schwer überprüfbar sind. Dennoch sind derartige Studien von großem Wert, da sie die tägliche Arbeit in der Praxis widerspiegeln.

Die an der multizentrischen Untersuchung beteiligten Allgemeinärzte, Internisten und Pneumologen erhielten daher folgende Unterlagen, die die Vergleichbarkeit der Ergebnisse verbessern sollten:

– Merkblatt für die diagnostischen Kriterien des Asthma bronchiale, der chronischen Bronchitis und des Lungenemphysems;

– Peak-flow-Meter;

– Merkblatt zur Benutzung des Peak-flow-Meters.

Die Ärzte führten bei 357 Patienten mit chronischer Bronchitis, 377 Patienten mit Asthma bronchiale und 327 Patienten mit anderen Atemwegserkrankungen die Messung des Peak-flow-Wertes vor und 15 bis 30 Minuten nach Inhalation von zwei Hüben Oxitropiumbromid durch. Die Messung wurde nach einer Therapiedauer von 15–30 Tagen mit zwei bis vier Hüben pro Tag Oxitropiumbromid in der Praxis des entsprechenden Arztes wiederholt.

In Abbildung 4 ist die Änderung der Peak-flow-Werte im Verlauf der Studie für die Patienten mit chronisch-obstruktiver Bronchitis aufgetragen, während die analogen Daten in Abbildung 5 für die Patienten mit Asthma bronchiale wiedergegeben sind.

Es zeigte sich, daß im Mittel bei allen Patienten die Inhalation von Oxitropiumbromid zu einer guten und anhaltenden Verbesserung der Peak-flow-Werte führte. Auffällig war, daß die Langzeittherapie den bronchialerweiternden Effekt des ersten Broncholysetestes erhalten und verbessern konnte. Die Patienten mit

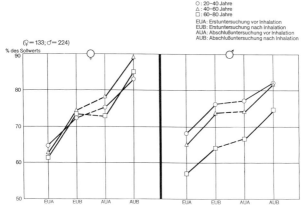

Abb. 4 Änderung der Peak-flow-Werte in % der individuellen Soll-Werte in Abhängigkeit von Alter und Geschlecht bei 357 Patienten mit chronisch-obstruktiver Bronchitis.

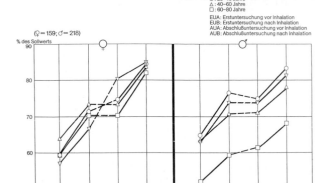

Abb. 5 Änderung der Peak-flow-Werte in % der individuellen Soll-Werte in Abhängigkeit von Alter und Geschlecht bei 377 Patienten mit Asthma bronchiale.

chronischer Bronchitis profitierten ebenso von der inhalativen Therapie wie die Patienten mit Asthma bronchiale.

Die Ergebnisse belegen, daß die Wirksamkeit einer inhalativen Therapie unter den Bedingungen der Praxis mit einfachen Mitteln objektiviert werden kann.

Das Ergebnis unterstreicht auch die Forderung, daß die Möglichkeit einer einfachen Lungenfunktionsprüfung die Therapie der obstruktiven Atemwegserkrankung begleiten muß.

LITERATUR

[1] *Magnussen H., U. Stöcker, F. Klingelhöfer, F. Krück:* Was leistet eine routinemäßig durchgeführte Spirometrie bei der internistischen Untersuchung? Dtsch. med. Wschr. *106,* 534–538 (1981).

[2] *Magnussen H.:* Die Behandlung des chronischen Asthma bronchiale. Internist *26,* 201–207 (1985).

[3] *Magnussen H., M. Litt:* Selbstkontrolle der Lungenfunktion beim Asthma bronchiale: das Peak-flow-Meter. Dtsch. med. Wschr. *109,* 1529–1533 (1984).

Diskussion

WUTHE: Ich möchte gleich mit einer Frage an den letzten Referenten beginnen und zwar mit einer Frage aus der Praxis. Wir bemühen uns, auch solche lehrbuchhaften Kurven zu bekommen, hinsichtlich der Peak-flow-Ergebnisse. Es drängt sich die Frage auf, und die Frage stelle ich an die Experten, die das langjährig tun, wie halten Sie es mit der Standardisierung? In der Regel kommt ein Asthmatiker als bettlägeriger Patient an. Machen Sie den Test im Sitzen im Bett, steht der Patient neben dem Bett, macht er diesen Test dreimal, macht er ihn fünfmal, welchen Wert nehmen Sie? Könnte jemand von den langjährigen Erfahrungen vielleicht für die Praxis dazu etwas sagen, weil davon ja ganz sicher der Erfolg abhängt.

MAGNUSSEN: Mir wurde nur einmal die Frage gestellt, ob eine Peak-flow-Messung eine Atemwegsobstruktion auslösen kann. Zweifelsohne können forcierte exspiratorische Manöver zu einer Atemwegsobstruktion führen. Die korrekte Peak-flow-Messung zeichnet sich jedoch dadurch aus, daß sie innerhalb einer Sekunde beendet werden kann, da der Spitzenfuß in ca. 10 Millisekunden erreicht wird. Die korrekte Durchführung einer Peak-flow-Messung kann daher nicht zu einer Atemwegsobstruktion führen.

Die Verschreibung eines Peak-flow-Meters muß stets mit einer sorgfältigen Unterweisung des Patienten einhergehen. Ich habe daher ein Peak-flow-Gerät auf dem Schreibtisch liegen und mache die Messung vor. Anschließend wiederholt sie der Patient in meinem Beisein. Meine Mitarbeiter vertiefen die Einweisung, erklären die Dokumentation und geben das Therapieprotokoll schriftlich mit. Wir bitten die Patienten, viermal am Tag vor und nach Inhalation eines Betasympathikomimetikums einen Peak-flow-Wert zu messen und einzutragen. Diese häufigen Messungen werden insbesondere in der Einstellphase vorgenommen. Bei der ersten Kontrollvisite kann dann leicht überprüft werden, ob der Patient seine Messungen und Aufzeichnungen richtig durchgeführt hat.

PETRO: Herr Magnussen, ich fand interessant, daß der therapeutische Soforteffekt, der als akute Bronchospasmolyse bezeichnet wird, fast unverändert erhalten geblieben ist. Das ist doch auch ein guter Stimulus für die Compliance. Man sagt dem Patienten, Du mußt Dein Dosieraerosol immer nehmen, denn Du siehst, Du hast jedesmal, wenn Du es ausprobierst, eine Hilfe. Ist das so?

MAGNUSSEN: Peak-flow-Protokolle, die über Monate oder Jahre geführt wurden, zeigen, daß das Ausmaß der Bronchodilatation, welches der Inhalation der Betasympathikomimetika folgt, keinen sehr großen Schwankungen unterliegt. Diese Beobachtung ist ein guter Hinweis darauf, daß die Ansprechbarkeit der Betarezeptoren durch regelmäßige Inhalation von Betasympathikomimetika nicht verloren geht.

PETRO: Dankeschön liebe Kolleginnen und Kollegen. Weitere markante Diskussionspunkte? Wenn dies nicht der Fall ist, dann stelle ich fest, daß wir auf die Sekunde genau in der Zeit liegen und lassen Sie mich, bevor wir auseinandergehen, mit wenigen zwei, drei Sätzen zusammenfassen, was wir heute gehört haben:
Wir haben gehört von den Ergebnissen der Arbeitsgruppen von Ulmer und Nolte über die Physiologie und die Rolle des Vagus bei der Reflexbronchokonstriktion. Wir haben neue Dinge erfahren über die Wirkung des autonomen Nervensystems und mußten lernen, daß es eine enge Verknüpfung von Rezeptoren, Transmittern und Modulatoren gibt, und wir müssen uns auch gefallen lassen, daß wir mit dem Wort »black box« noch eine Weile leben müssen. Wir haben dann aber in den klinischen Studien eine Erhellung erfahren. Es konnte sich sehr gut herausschälen lassen, daß die ganze mechanische, die chirurgische Vagus-Durch-

trennung bei allem Für und Wider und bei aller Ungenauigkeit, die einfach darin zu suchen ist, daß wir keine doppelblinde randomisierte cross-over Studie machen können, daß diese Vagus-Durchtrennung zumindest einem Drittel der Patienten Erfolg bringt und sicherlich wird man gerade in diesem Punkt noch viele Studien folgen lassen müssen. Wir haben, was die Präparate betrifft, gesehen, daß die Bronchospasmolyse auf mehreren Säulen stehen muß, nämlich auf der Anwendung der Beta-2-Adrenergika, auf der Säule der Methylxanthine und natürlich auf der Säule der Anticholinergika. Die Anticholinergika, mit dem offenbaren Vorteil der Nebenwirkungsarmut und mit dem Vorteil der längeren Wirkungszeit. Ich glaube, das ist schon das Entscheidende. Daher haben die Anticholinergika durchaus eine Berechtigung, von Preisen brauchen wir hier nicht zu sprechen. Sie zählen tatsächlich noch zu den Präparaten, die am billigsten sind. Wenn wir den Vergleich führen, zwischen dem »alten« Ipratropiumbromid, dem Atrovent®, und dem »neuen« Oxitropiumbromid, dem Ventilat®, müssen wir eine gewisse Überlegenheit des Ventilats® konstatieren.